なんとなく不調を
ととのえるスープ

穂高養生園
鈴木愛

世界文化社

日々の生活でゆるやかに体をととのえる

はじめまして。
安曇野に移住して約10年、
ホリスティックリトリート穂高養生園で調理を担当するかたわら、
「ととのえる」をテーマにした食事会を開いています。
食事会では季節ごとの体のことや旬の食材、その働きを紹介していて、
それをベースに「ととのえるスープ」の本を作ることになりました。

私が食の道に進んだきっかけのひとつは家族の病気でした。
治療の選択肢が少ないなか、出来ることはやってみようと、
自然治癒力や免疫力を高めるため、食事療法を取り入れることに。
ゆっくりとですが、着実に体は快方へ向かっていきました。
「食べたもので体は作られている」それを目の当たりにしたことが、食の可能性について
考える大きな転機となり、それから食と体の関係について、手探りで勉強をはじめました。

また、食の仕事をはじめたころ、友人の勧めで断食の本と出合いました。
その本を参考に、一定期間、固形物をとらず水分だけを摂取することを試みました。
もともとそんなに不調を感じてはいなかったものの、
体はスッキリと軽やかに、心も前向きに清々しく、クリアになりました。
予想をこえる体の変化に感動したことを覚えています。
後に、食べたものを消化するにはたくさんのエネルギーを必要とすること、
食べないことでそのエネルギーは体の回復に向けられるということを知りました。
風邪のひきはじめかな、お腹の具合がよくないな、なんとなく疲れがとれないなど

大きく体調をくずす前には、何らかのサインがあります。
最初のサインを感じたとき、胃腸を休めて自分自身の力で回復できるように
体をととのえることが大切です。

ここで胃腸を休めるために手助けとなるのがスープです。
スープは消化がよいので、体調がよくないときでも食べやすく、スープだけでも
食事として満足感が得られるのがいいところ。スープをひと口体に入れたときに、
心まで満たされるような味わいの深さがあるのも魅力だと思います。

この本では、胃腸の負担を少なくするために、動物性のものは使わず、
季節のお野菜を中心に作りました。
季節のお野菜は、その季節の体に必要な役割を持っていて、
身近な旬の野菜をとることで、体が季節の変化に自然と対応できるようになります。
そしてもうひとつ大切なのは、体と心に届く「おいしい」ものであること。
豊かな味わいや食感を持つお野菜。それぞれが生きる組み合わせで
おいしさを引き出しながら、滋味あふれるスープになるよう工夫しています。

毎日の生活の中で不調を感じていなくても、気軽に取り入れてみてください。
続けるうちに、どんなものが体に合うか、自分にとっての心地よさがわかるようになります。
なんとなく元気が出ないとき、元気でいてほしいと思う誰かのために、
ととのえるスープは「ここに戻れば大丈夫」と安心できるお守りのようなもの。
この本がそんな存在になれたら、うれしく思います。

鈴木愛

もくじ

第三章 暖かい季節のスープ 73

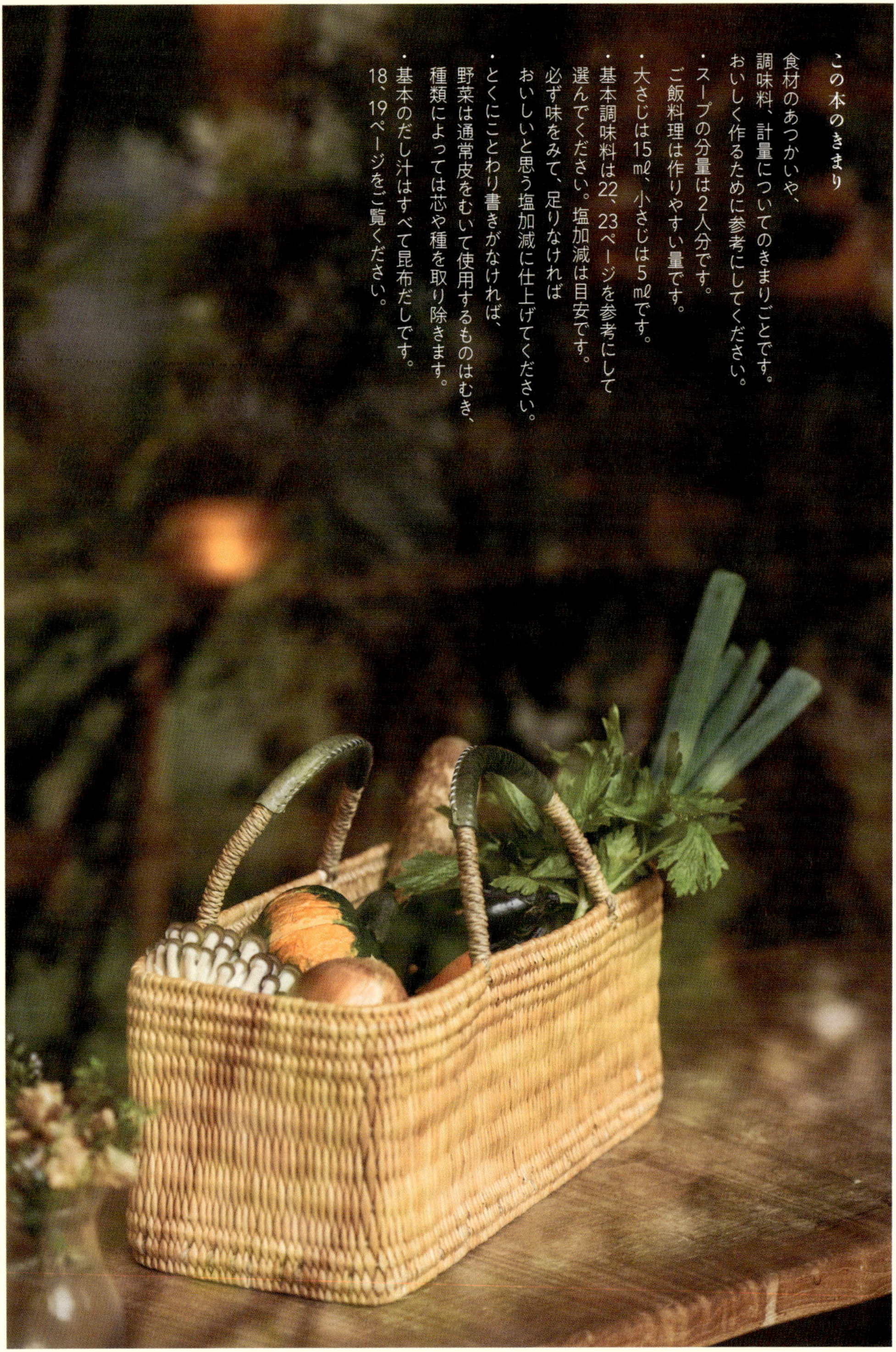

この本のきまり

食材のあつかいや、
調味料、計量についてのきまりごとです。
おいしく作るために参考にしてください。

・スープの分量は2人分です。
ご飯料理は作りやすい量です。
・大さじは15㎖、小さじは5㎖です。
・基本調味料は22、23ページを参考にして
選んでください。塩加減は目安です。
必ず味をみて、足りなければ
おいしいと思う塩加減に仕上げてください。
・とくにことわり書きがなければ、
野菜は通常皮をむいて使用するものはむき、
種類によっては芯や種を取り除きます。
・基本のだし汁はすべて昆布だしです。
18、19ページをご覧ください。

第一章

体をととのえる
最初の一歩
シンプルスープ

体が重くてだるいのが続く、疲れている、
胃腸の調子がいまひとつというときは、
難しいことを考えずにまずは試してみてください。
思い立ったらいつでも作れる
シンプルな材料のスープです。

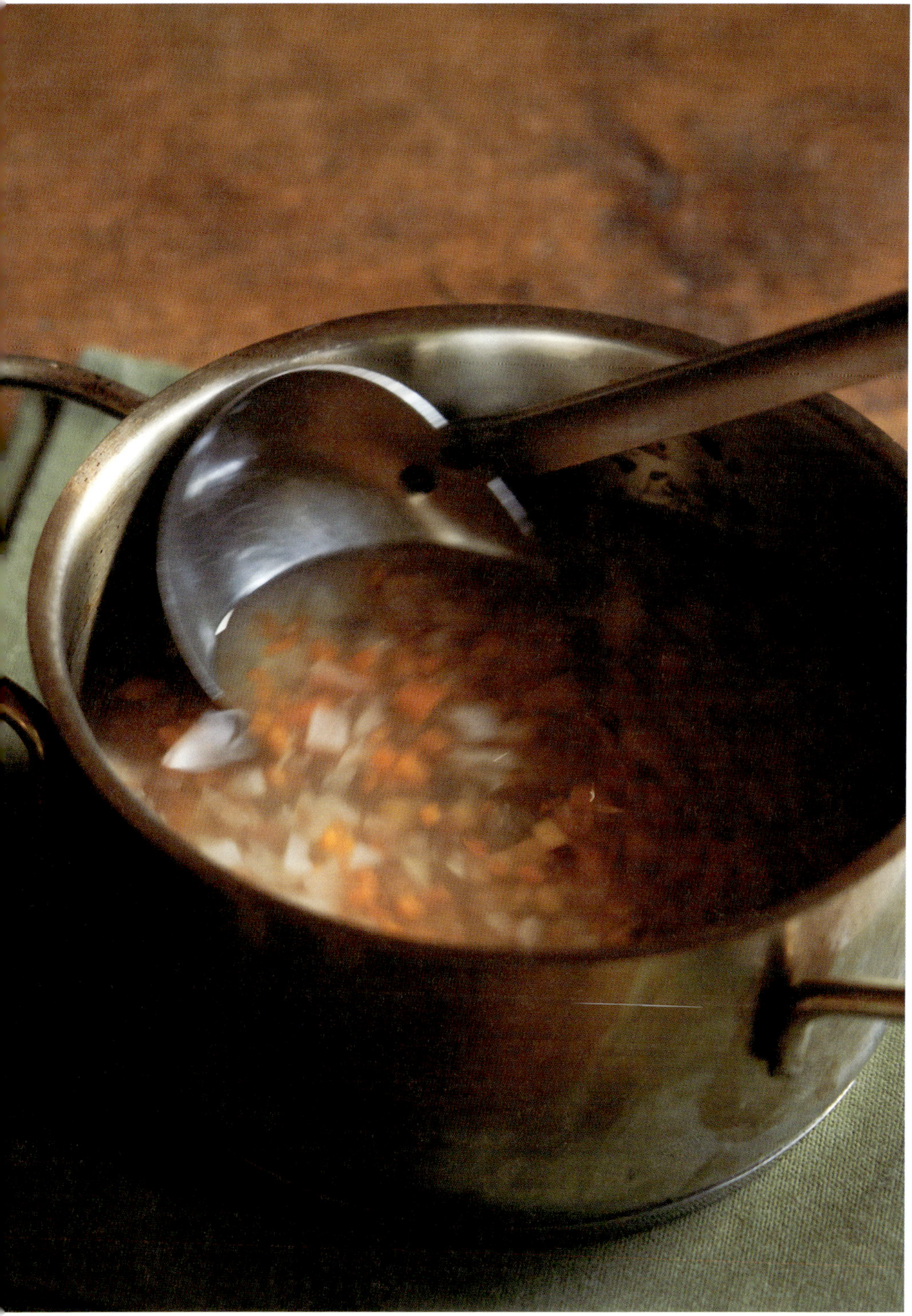

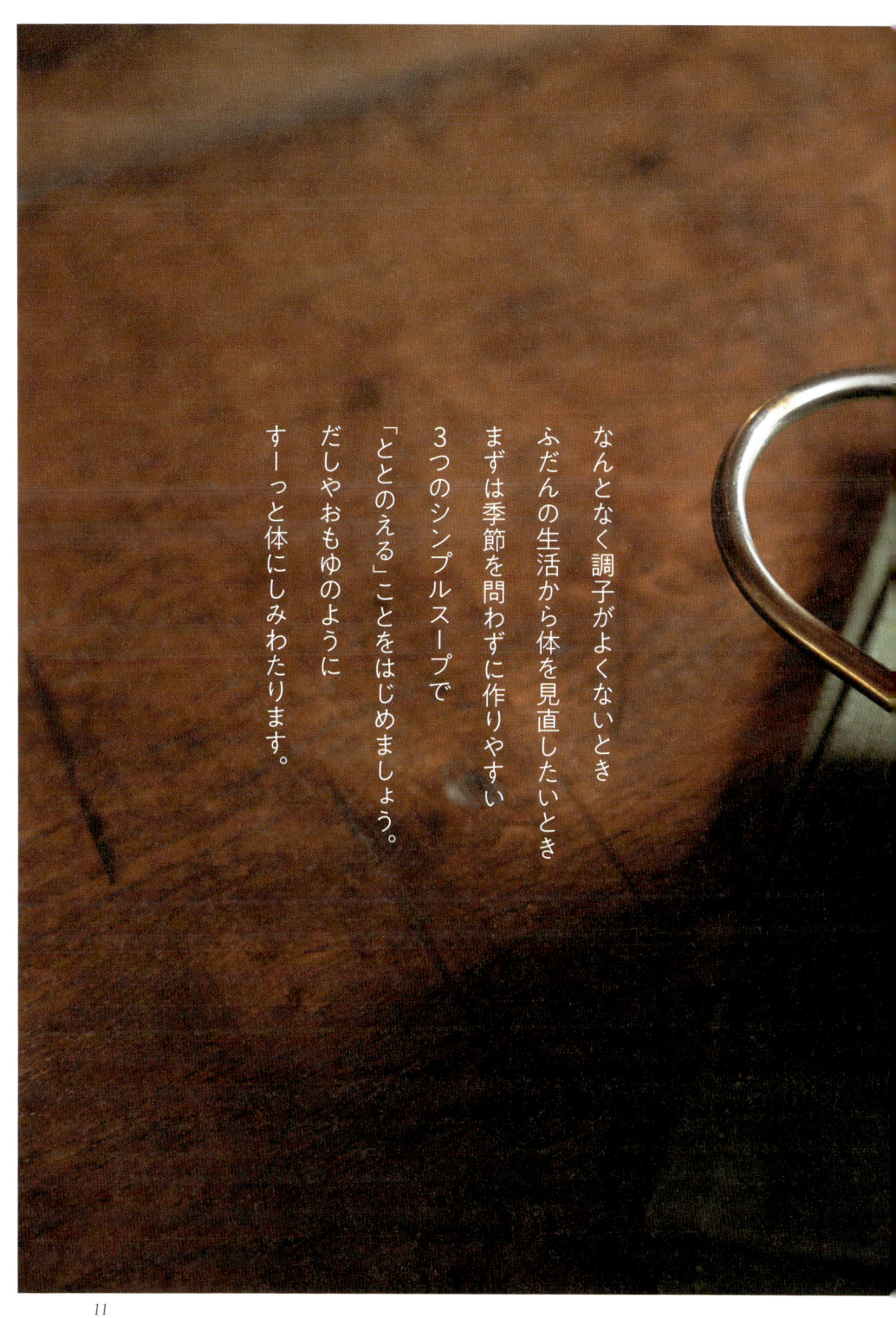

なんとなく調子がよくないとき
ふだんの生活から体を見直したいとき
まずは季節を問わずに作りやすい
3つのシンプルスープで
「ととのえる」ことをはじめましょう。
だしやおもゆのように
すーっと体にしみわたります。

シンプルスープ①

野菜だしのスープ

口に含んだ途端に
強い旨みと甘みを感じます。
これは「食のおてあて」の基本。
野菜の自然な旨みや甘みは、
体をととのえ、
気持ちを安定させてくれます。
なんだか疲れている、
そんなときに飲むとエネルギーが
満ちてくるような感覚に。
さつまいもをかぼちゃに
替えてもいいですよ。

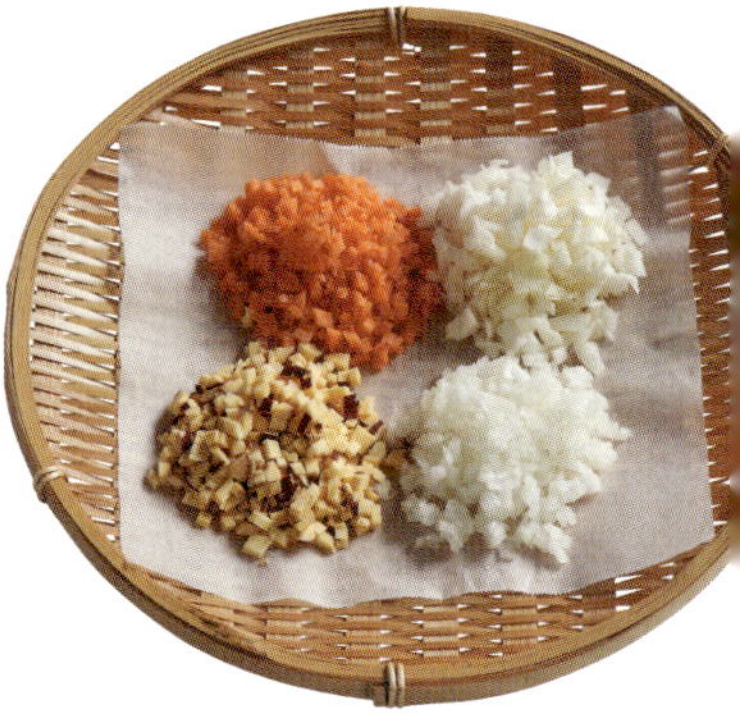

野菜は細かく刻んで表面積を多くすると、より旨みが出やすくなります。それぞれ1/4カップ程度を目安に準備してください。

材料（2人分）

玉ねぎ　30g
キャベツ　30g
さつまいも　30g
にんじん　30g
水　600ml
塩　小さじ1/5

1　野菜はすべてみじん切りにする。

2　鍋に1、水を入れて中火にかけ、ふつふつと沸いてきたら弱火にし、約30分煮る。粗熱を取ってざるでこし、塩を加える。

＊こす前にしばらくおくと、味がなじんでよりおいしくなります。

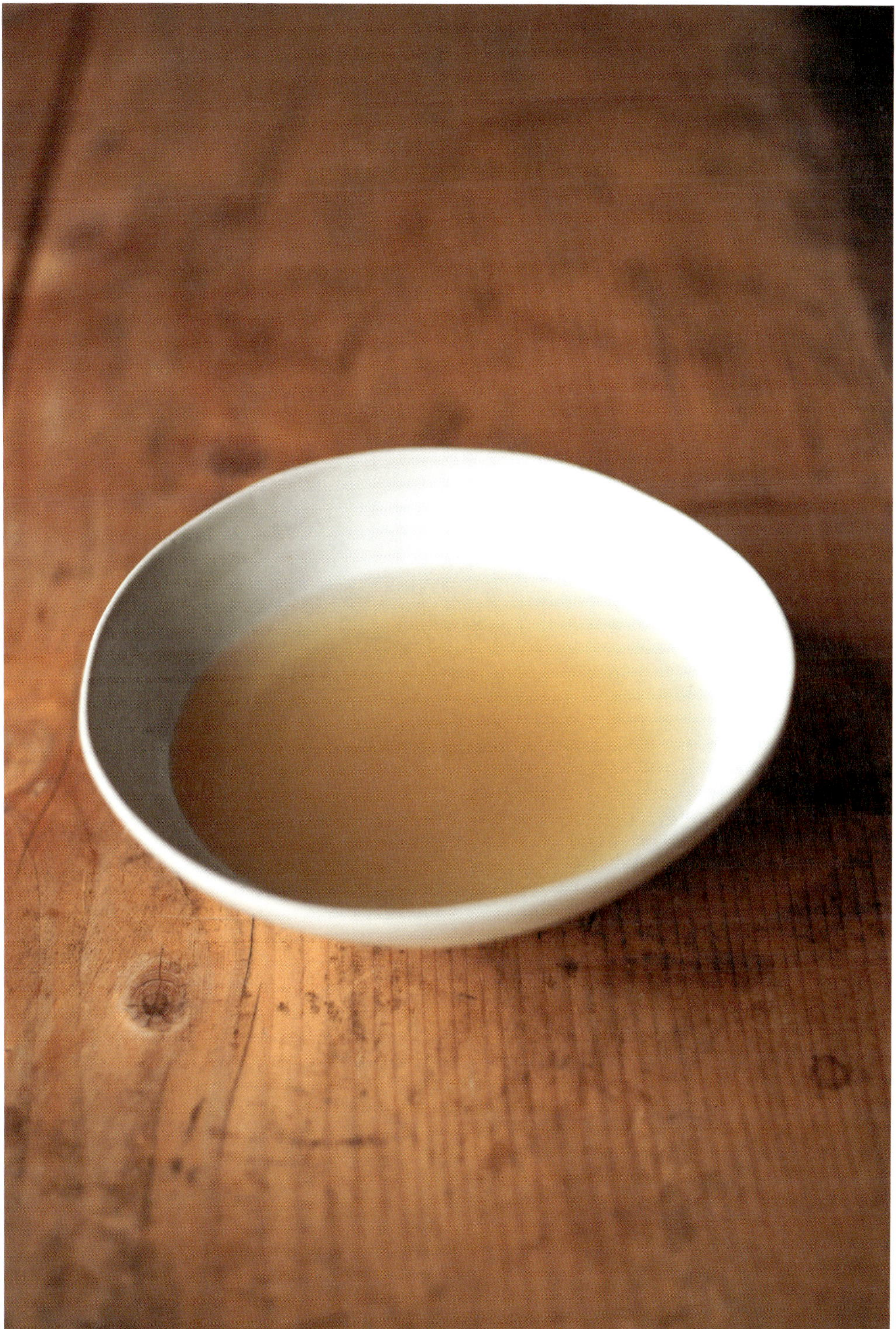

シンプルスープ②

しいたけだしのスープ

外食が続いたときなどにこのスープを。
食養生では、しいたけは動物性の脂や
酸化した油を体中で
中和させてくれるといわれています。
ゆっくりもどし、ゆっくり煮ることによって、
えぐみのないすっきりとした味に。
梅干しの酸味が心地よくしみます。

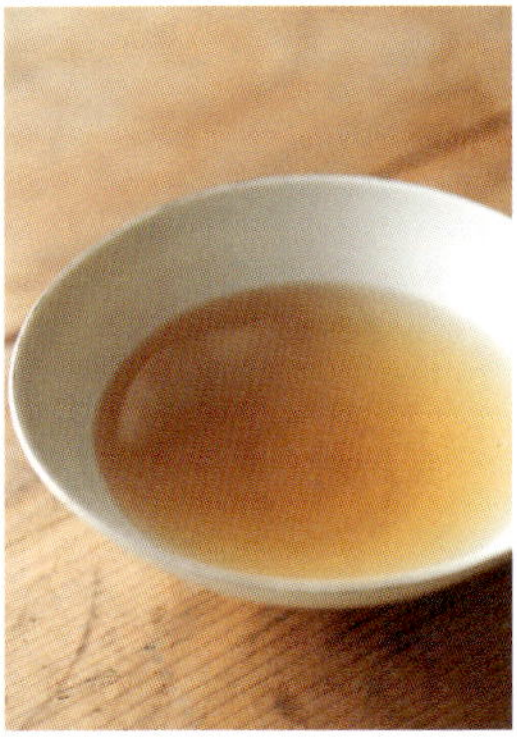

最初に梅干しの塩気と酸味を感じ、そのあとしいたけの滋味深い旨みがゆっくり広がります。こしたあとのしいたけは煮ものなどにお使いください。

材料(2人分)

干ししいたけ
2〜3個(10g)
梅干し 1〜2個
水 400ml
醤油 少量(2〜3滴)

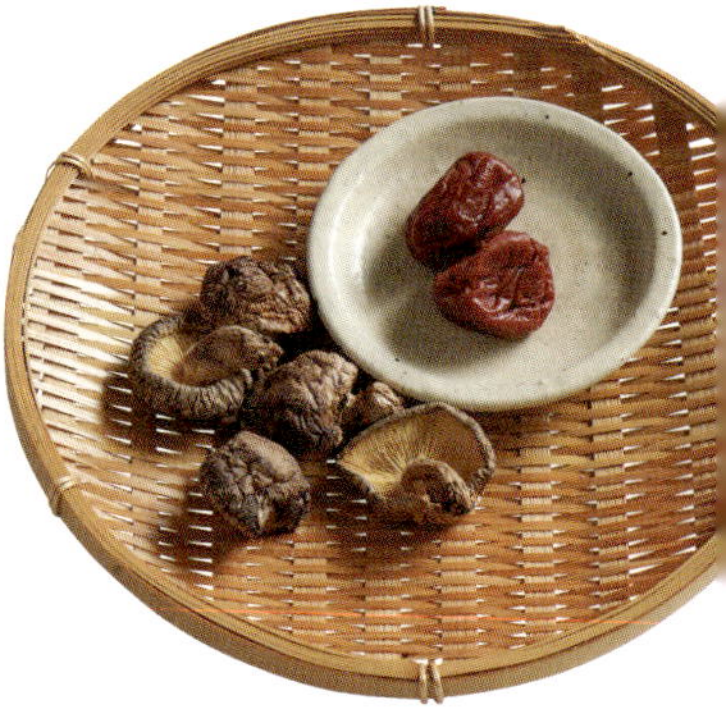

1 干ししいたけは軽く洗って分量の水とともに鍋に入れ、1〜2時間かけてもどす。

2 1に梅干しを加え、弱めの中火にかける。ふつふつと沸いてきたら、ごく弱火にして30〜40分煮る。

3 粗熱を取ってざるでこし、醤油を加える。

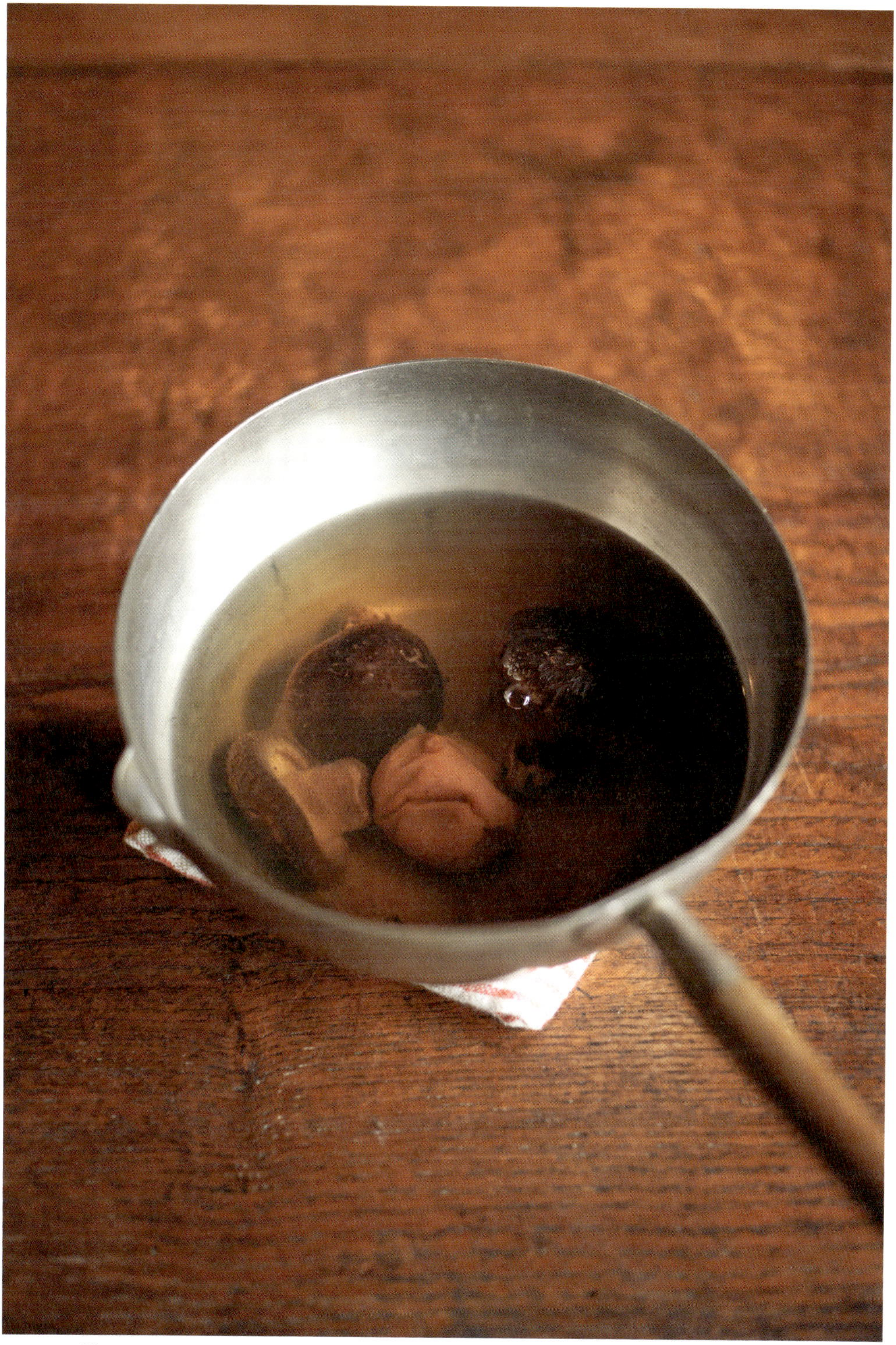

シンプルスープ③

玄米スープ

体力が低下しているとき、
病中病後の回復食におすすめです。
玄米は栄養価が高いのですが、
消化に時間がかかり
胃腸に負担をかけるので
弱っているときにはそのまま食べず、
おものようになめらかなスープにします。

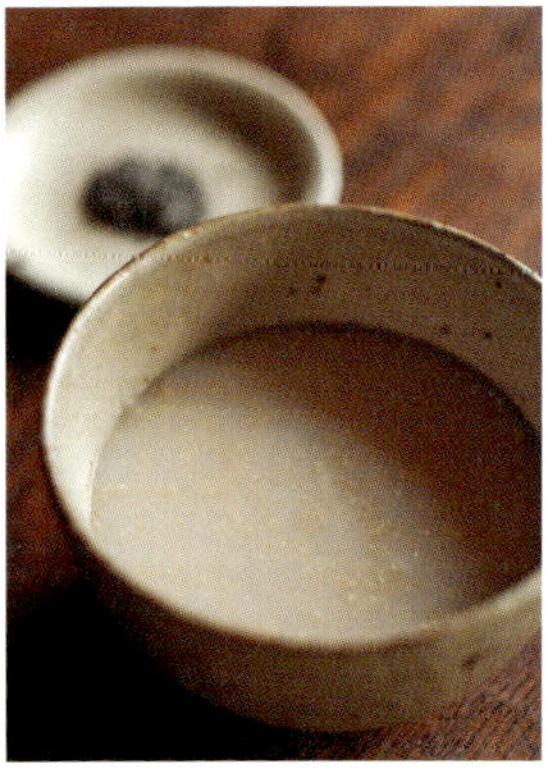

そのまま食べてもいいですが、ごま塩、梅干し、青海苔などを添えても。

材料（2人分）

玄米 1/2合
水 900ml
塩 ひとつまみ

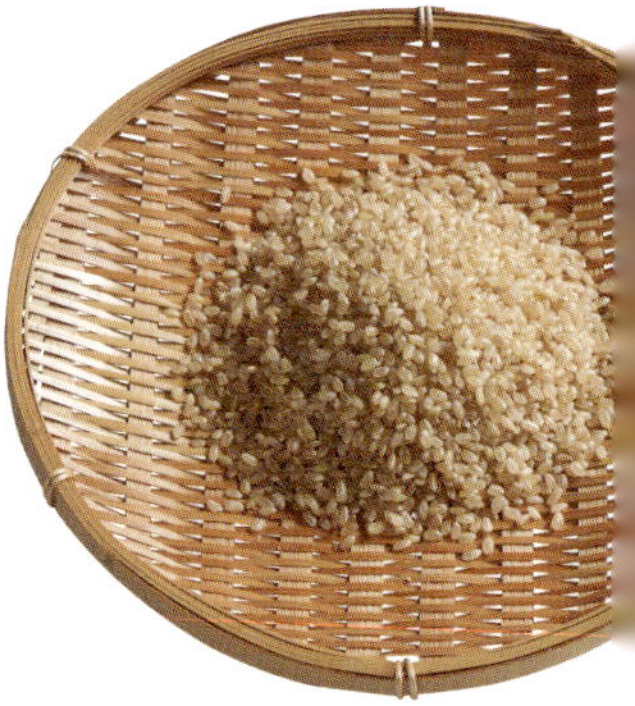

1 ボウルに水（分量外）と玄米を入れ、両手ですくって拝むようにやさしくこすり洗いする。水が濁らなくなるまで数回洗い、ざるにあげる。

2 鍋にすべての材料を入れ、蓋をして穴に栓をして中火にかける。ふつふつと沸いてきたらごく弱火にし、約2時間炊く。

3 火を止めてブレンダーでなめらかにする。

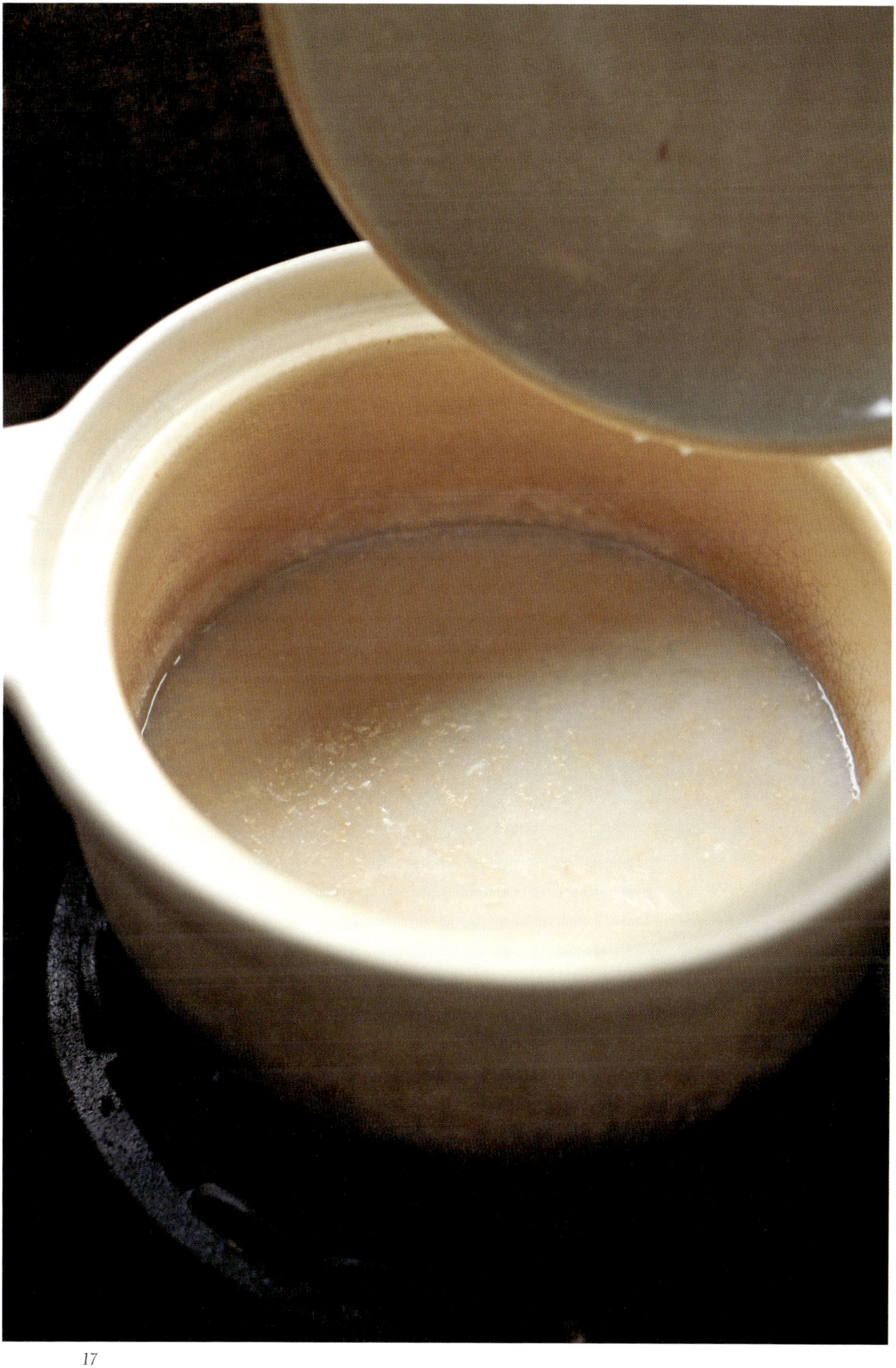

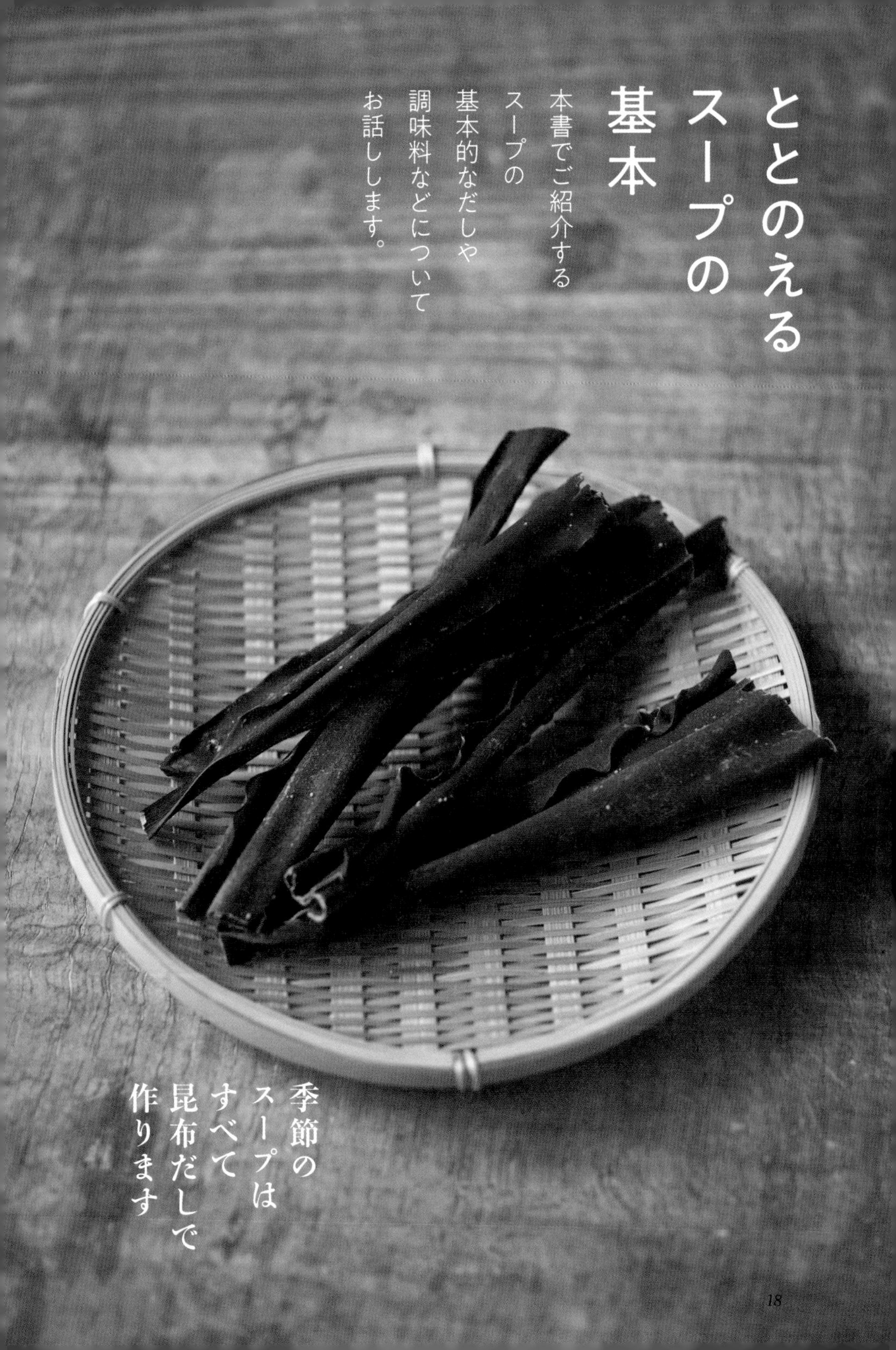

ととのえるスープの基本

本書でご紹介するスープの基本的なだしや調味料などについてお話しします。

季節のスープはすべて昆布だしで作ります

基本1

沸かした湯に昆布をポン！あとは冷ますだけ

昆布だしの取り方はいくつかありますが、一番簡単な方法をご紹介します。簡単なだけでなく、昆布を火にかけないので、ぬめりが出ずにすっきりとした上品な味わいです。取り方は、鍋に湯を沸かして火を止め、昆布を入れてそのまま冷まします。

＊冷蔵庫で2日間保存できます。

材料(取りやすい量)

昆布 10cm(8g)

水 1ℓ

だし用の日高昆布。すっきりとした後味のだしが取れます。

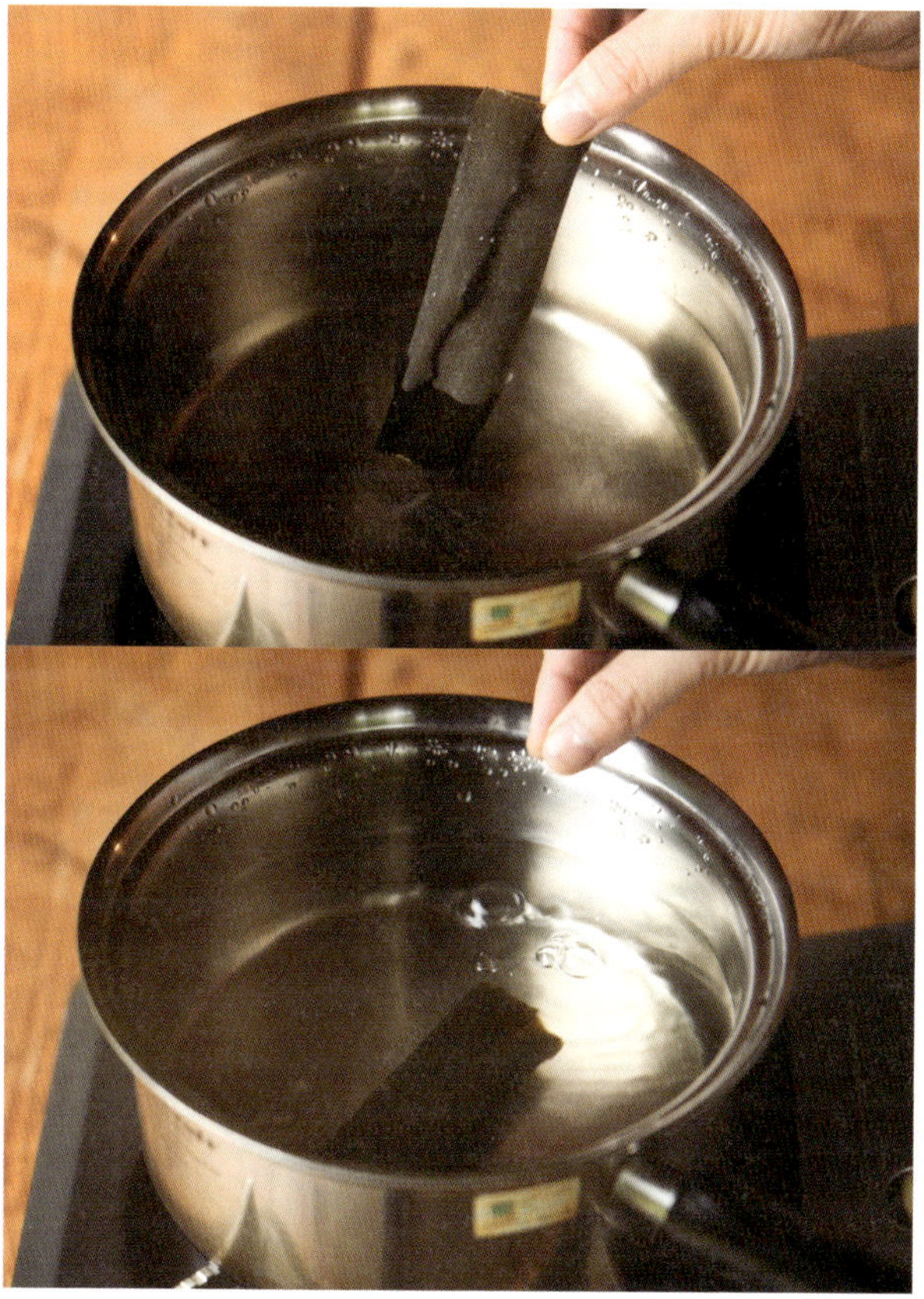

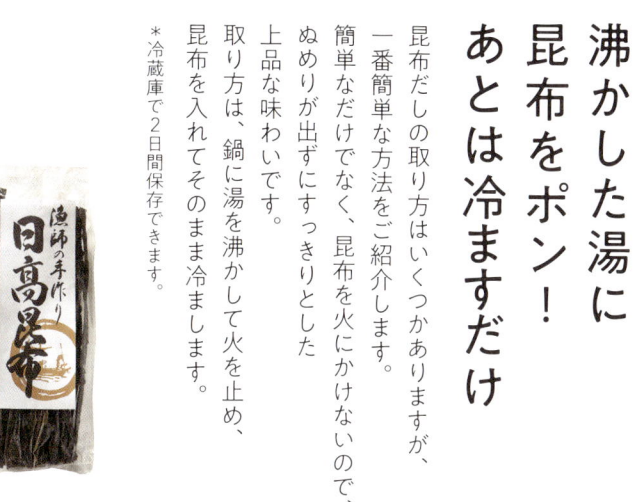

基本2

旨みをプラスする食品

具材によっては異なるだしや野菜の旨みを足して味を組み立てます。すべては具材との相性ですが、よく用いるものをご紹介します。

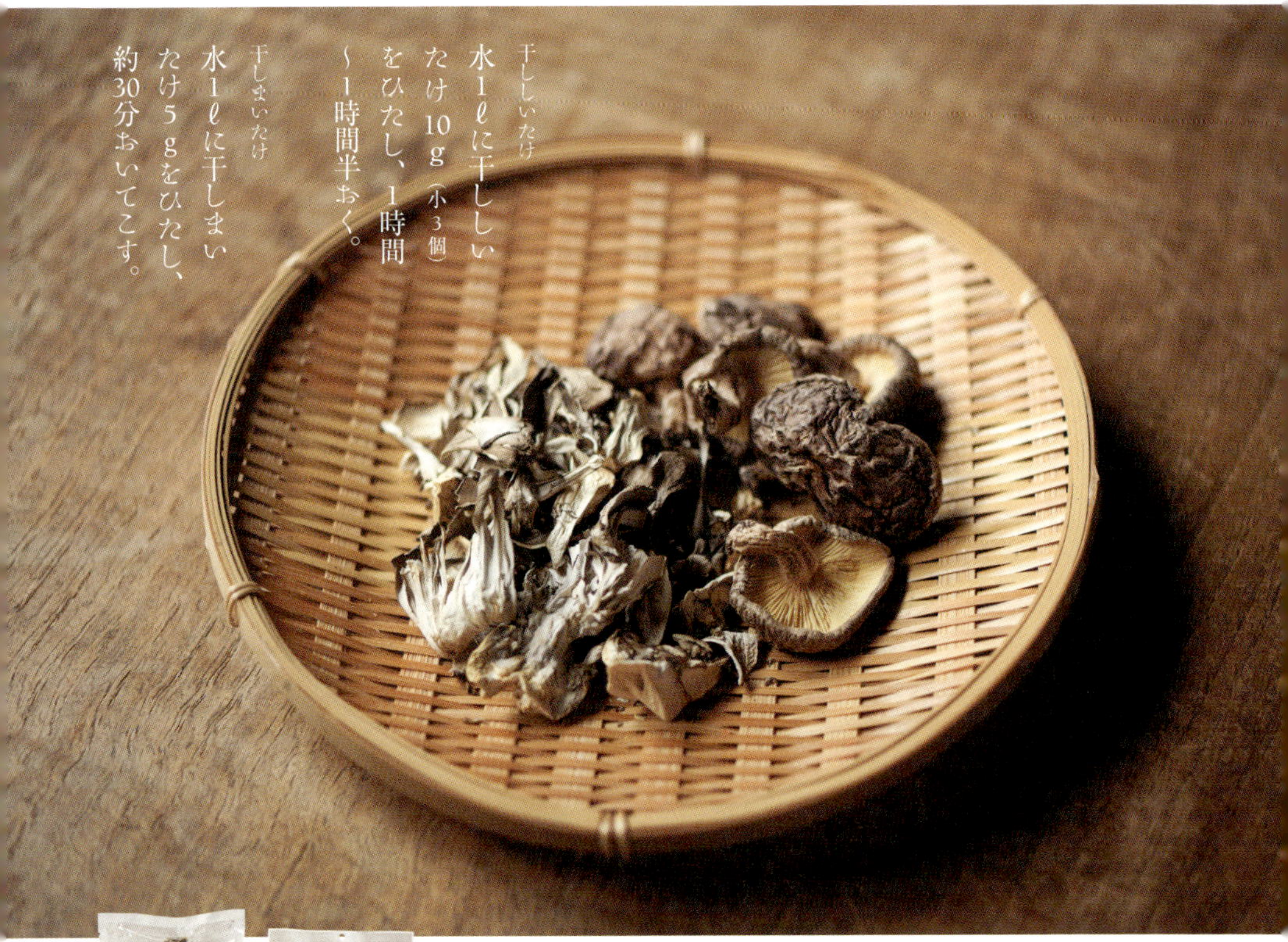

干ししいたけ
水1ℓに干ししいたけ10g（小3個）をひたし、1時間～1時間半おく。

干しまいたけ
水1ℓに干しまいたけ5gをひたし、約30分おいてこす。

干ししいたけと干しまいたけ

ふだんの料理にもよく登場する干ししいたけ。旨みが濃く、しっかりとしたしいたけの風味が感じられます。そのため、合わせる食材を選びます。逆に、干しまいたけは旨みはしっかりありますが、クセがなく、どんな食材とも合わせやすいのが特徴です。どちらも昆布だしと合わせることで、旨みに奥行きが出ます。

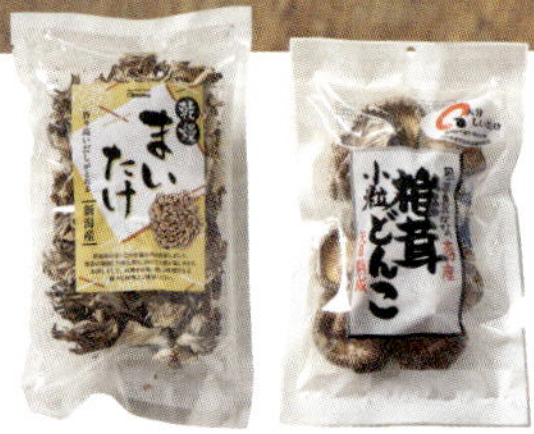

天日干し、または遠赤外線乾燥のものがおすすめ。干ししいたけは具材として食べますが、干しまいたけは基本的にだし用で、具材にはしません。

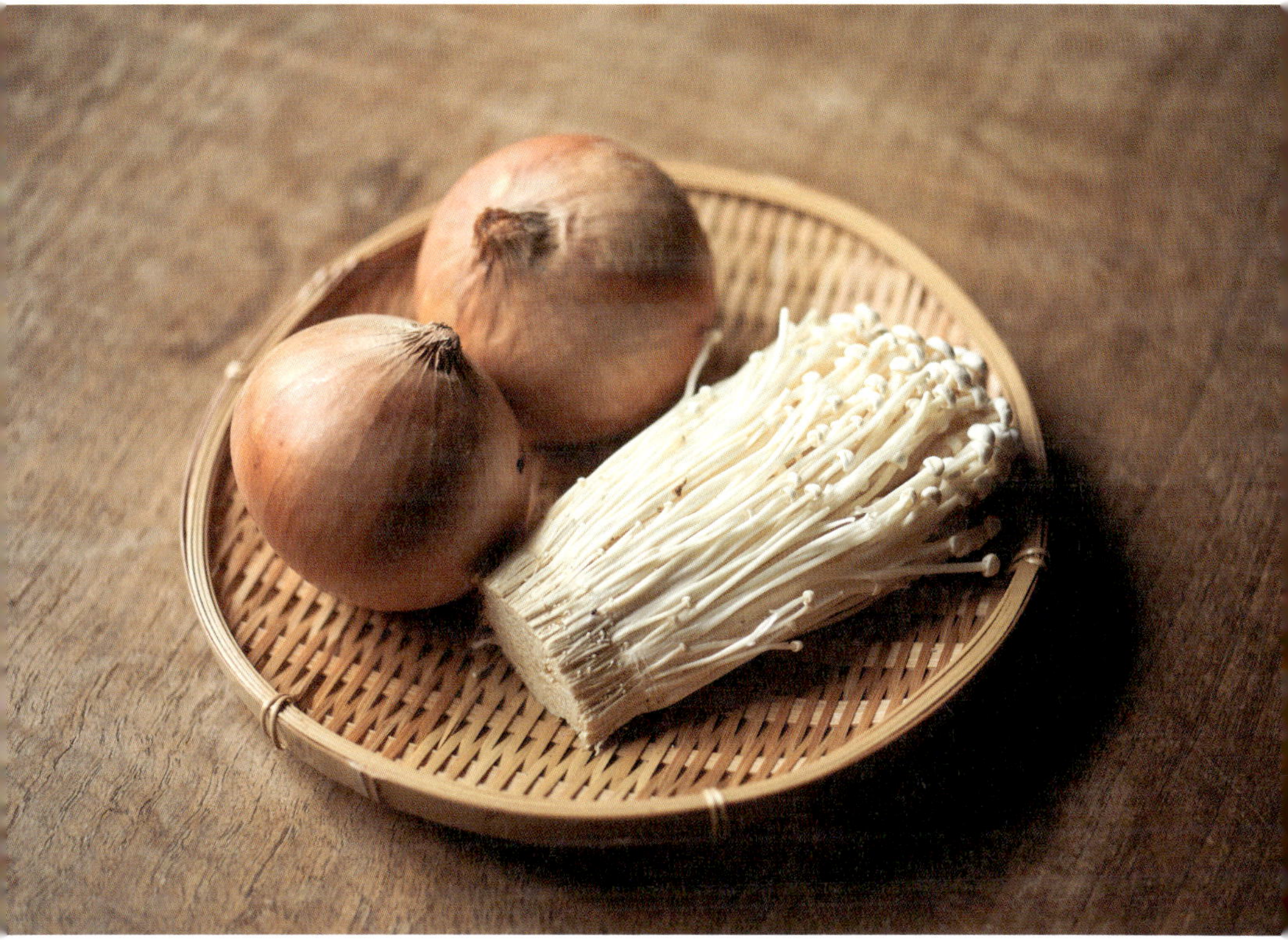

えのきたけと玉ねぎ

野菜で旨みをプラスするならえのきたけと玉ねぎです。きのこ全般に旨みは豊富ですが、とりわけえのきたけは合わせる食材を選ばず、甘みが強く万能です。同様に玉ねぎも甘み、旨みが強くどんな野菜とも相性がよいといえます。

そのほかの旨みのこと

えのきたけ、玉ねぎのほか、長ねぎ、にんにくも旨みを底上げします。こちらはえのきたけや玉ねぎだけでは少しもの足りないときに用い、穏やかな旨みにプラスするとより深みが出ます。味に影響が出ない程度に使用します。

基本3

調味料を変えると体が変わります

毎日、料理をするたびになにかしらの調味料を使います。その調味料に少し気を配ると、口にするものの本来のおいしさがわかるようになり、体に不必要なものに対して自然と違和感を覚えたり、おいしいと思えなくなったりします。つまり口にしたときに、体に必要かどうかを判断できるようになるということです。

また、適切な調味料を選ぶと、素材のおいしさをきちんと引き出してくれます。それは、特別なものではありませんが、熟成や発酵などの段階で無理をさせず伝統製法で作られたものです。

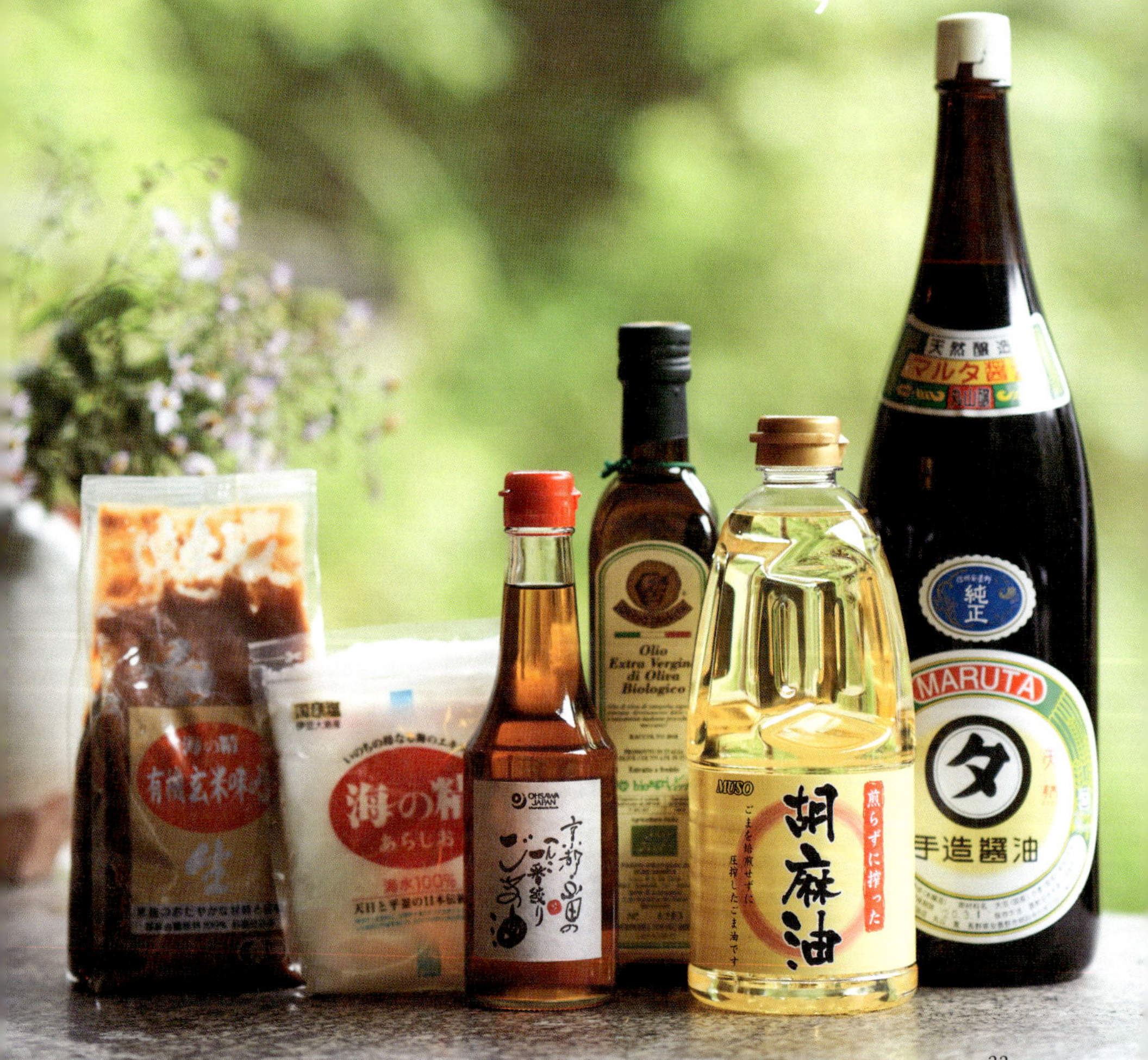

塩

ミネラルを豊富に含む自然塩を。天日干しの天日塩か低温製法でじっくり火を入れた自然海塩を選びましょう。アミノ酸が添加されたものや、微量ミネラルを含まない精製塩（食卓塩）は避けてください。

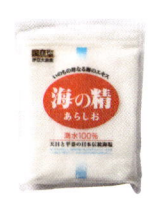

醤油

1年以上寝かせた熟成された醤油は、自然発酵によってコクのあるおいしさがあります。アルコール添加をせず、丸大豆、塩、小麦を原料としたものを選びます。

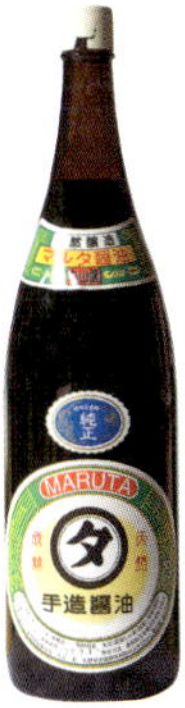

味噌

砂糖、アルコール、うま味調味料などが入っておらず、大豆、塩、麹を原料とし、自然に発酵させたものを選びます。麹は米でも麦でもお好みのものをお使いください。

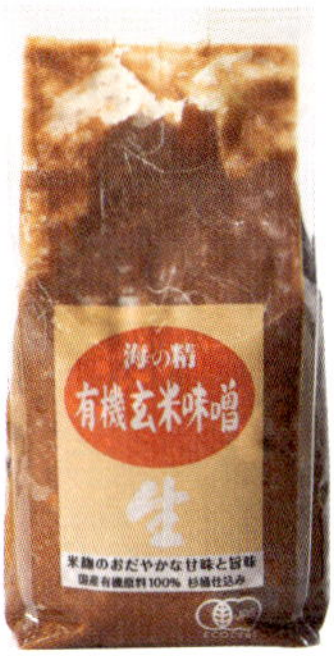

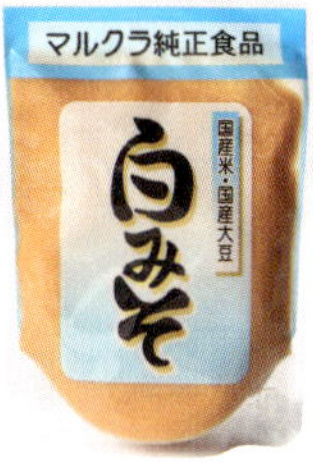

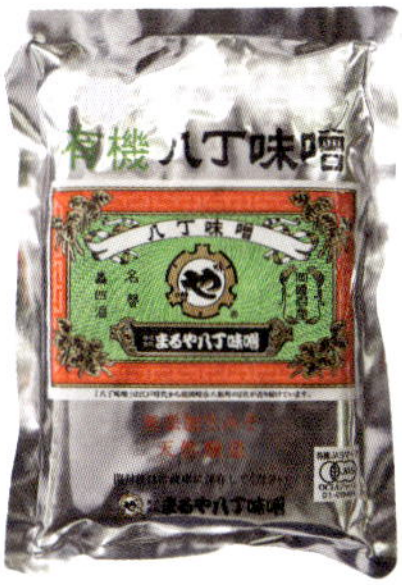

油

酸化しにくいごま油やオリーブ油を使ってください。香りの弱い「太白ごま油」、香ばしい焙煎タイプの「ごま油」、お好みの「エクストラバージンオリーブ油」の3種で充分です。

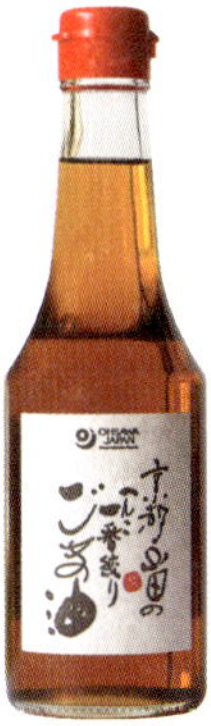

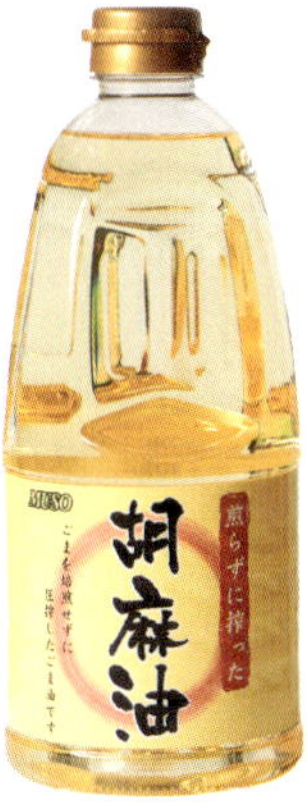

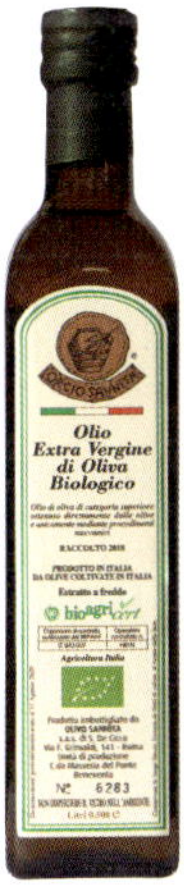

基本4

この本のスープ作りで大事なこと

おいしく仕上げるために、また、食材のおいしさを充分に引き出すためにしてほしいことがあります。

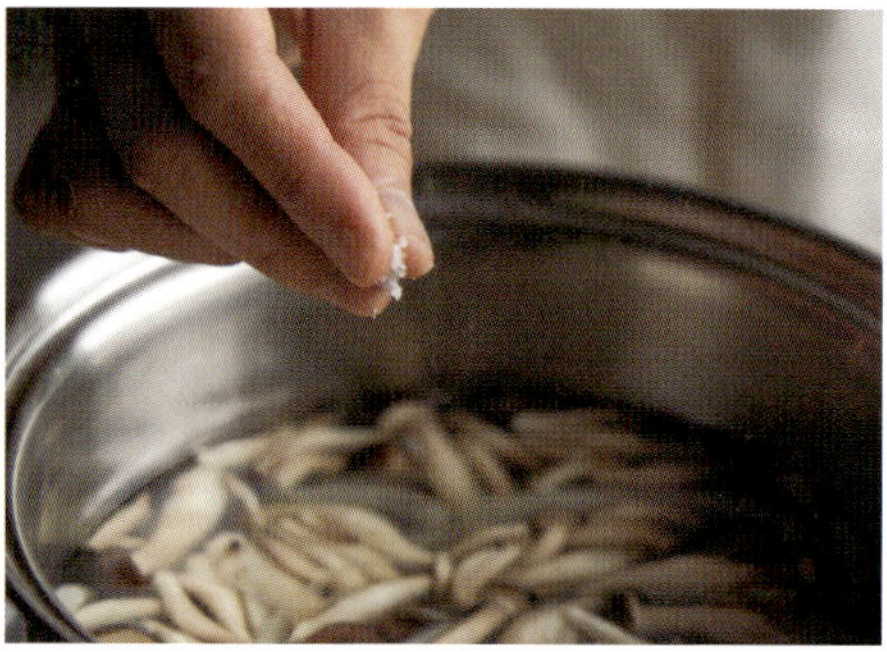

塩加減は「おいしい」と感じる量が正解

塩加減はそのときの季節や体調によって、おいしいと思う量が変わってきます。そのときおいしいと思う量が、体が欲している量ですから、味をみて加減してください。目安の量を参考にしてください。

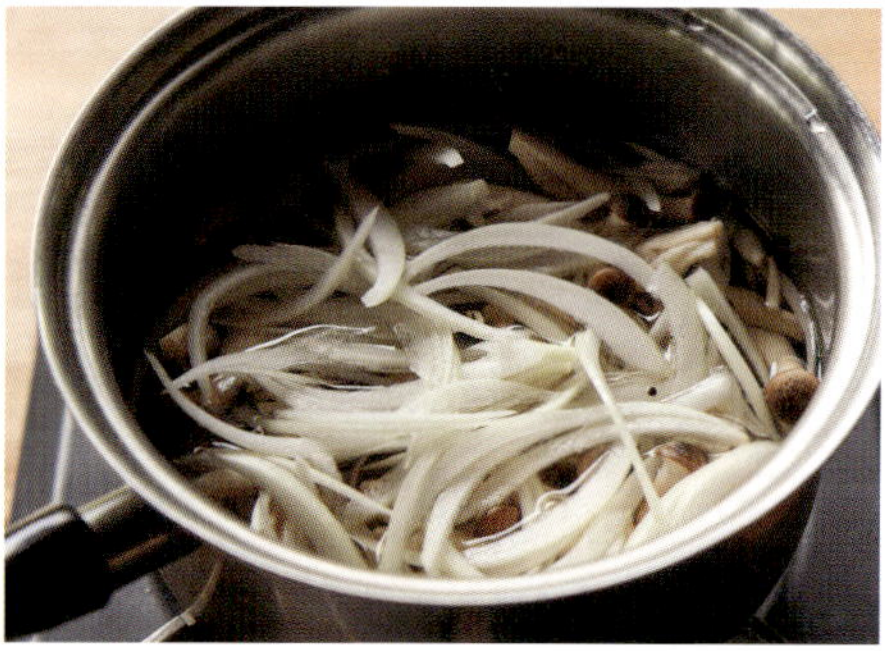

野菜はひたひたのだしで煮て旨みを引き出す

野菜に火を入れるときは、常にだし汁をひたひたにして煮ます。これは野菜から旨みをしっかり引き出すため。とくに時間差で野菜に火を通すときは、野菜を追加するごとにだし汁を足して柔らかく煮ます。

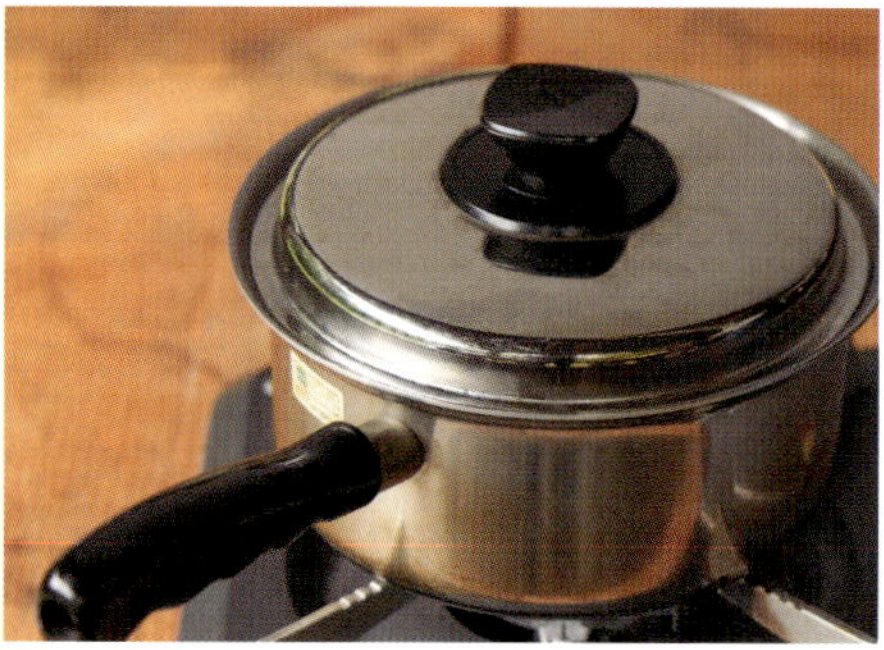

弱火でゆっくり煮て無理せず旨みを引き出す

野菜は弱火でじっくり火を入れることで、本来の旨みが引き出されます。ゆっくり煮ることでそれぞれの味のカドが取れて味がまとまり、まろやかな味わいに。強火にするとえぐみが出やすくなります。

第二章
寒い季節のスープ

寒さに向かうと
体は力を蓄えようとします。
朝晩の気温の変化が激しい秋、
風邪をひきやすい冬に
備えて体を作りましょう。

秋のこと

秋のはじめはまだ夏の暑さの影響が残っています。
さほど肌寒さを感じることはありませんが、
空気が乾燥しはじめるとき。夏に必要以上にとった
「冷やすもの」や「水分」の排出とともに、鼻水、咳、肌荒れ、
だるさ、眠気、落ち込みなどの症状がはじまります。
秋の中頃から終わりにかけては、朝晩の寒さが増してきます。
寒さで新陳代謝が落ちてくるので
少しずつ温かいものを食べたり、軽い運動をして
体を温めたりして徐々に体を寒さに慣らしていきましょう。
足湯や湯たんぽもおすすめです。風邪をひきやすく、
感染症などのインフルエンザが流行りはじめる時期なので、
免疫力を高めることも大事。エネルギーが内向きになると
同時に精神的にも内向きになり、集中力が増します。

秋

れんこん ↓P.30／32
白菜 ↓P.33／34
里いも ↓P.36／38
長いも ↓P.40

秋に食べたいもの

秋冬の乾燥した空気は肺を傷めやすく、
呼吸器系のトラブルにもつながります。
「**れんこん**、**白菜**、**里いも**、**長いも**、**梨**、豆腐、ごま」をとって、
体の内側も肌もうるおしましょう。

体を温める食材は
「**にんじん**、**かぶ**、**干し大根**、**長ねぎ**、生姜、葛」など。

免疫力を高めるには
「**ごぼう**、**きのこ**、**大根**、**かぼちゃ**、**ブロッコリー**、納豆、
漬物、葛、味噌などの発酵食品、醤油、玄米」をとりましょう。

梨 ↓ P.41
にんじん ↓ P.42／44
かぶ ↓ P.45／46
干し大根 ↓ P.48／50
長ねぎ ↓ P.51／52
ごぼう ↓ P.54／56
きのこ ↓ P.57／58
大根 ↓ P.60
かぼちゃ ↓ P.62
ブロッコリー ↓ P.64

冬のこと

体を休ませてエネルギーを蓄える季節です。
冬は春に備えてとにかく体を休ませること。
遅起き・早寝を心がけ、この季節においては
過度なダイエットもおすすめしません。
冬に無理をすると春に毒出しをすることが難しくなります。
軽い散歩やストレッチなどを
ゆっくり無理なく行うことが大切です。
年末に向けてイベントが多く食生活も乱れがちです。
体調によってはお粥などを取り入れて胃腸を休ませることや、
消化を助ける大根やかぶを積極的にとることもいいでしょう。
寒さを乗り切るために、秋から引き続き体を温めるもの、
免疫力を高めるものをとります。
エネルギーを蓄えるために塩辛いものを。
また、寒さで縮こまって体が緊張しているので、
体をゆるめてリラックスすることも必要です。

冬

キャベツ ↓P.66

小松菜 ↓P.68／70

りんご ↓P.72

冬に食べたいもの

秋から少しずつ食べはじめている体を温めるもの、
免疫力を高めるものを続けてとりましょう。
エネルギーを蓄えて、病気に負けない体作りを心がけて。
寒さによる緊張でこわばった体を
ゆるめてリラックスさせるには
「**キャベツ**、**小松菜**、**りんご**」がおすすめ。
さっと蒸したりゆでたりなど火を入れて食べると
体を冷やしすぎません。

乾燥を防いで体をうるおすスープ

寒くなってくると喉や肌だけでなく、体を内側からうるおす野菜の出番です。

れんこん

れんこんときのこのスープ

和野菜にハーブと玉ねぎの甘みで洋の味に

材料（2人分）

れんこん（皮付き） 100g
マッシュルーム 4個
しいたけ 2〜3個
玉ねぎ 1/2個
にんにく（みじん切り） 小さじ1/6
昆布だし 450ml
塩 適量
ローリエ 1枚
タイム（生） 1枝
塩麹 小さじ1
ごま油（太白） 小さじ1

［薬味とトッピング］
黒こしょう 適量

1 れんこんは皮のまま一口大に切る。マッシュルームは5㎜幅に切り、しいたけは4等分にする。玉ねぎは1.5㎝角に切る。

2 鍋にごま油、にんにくを入れて弱火にかけ、香りが立ったら1の玉ねぎを炒める。しんなりしたら、残りの**1**を順に加えてそのつど炒める。

3 昆布だし、塩ひとつまみ、ローリエ、タイムを加えて蓋をし、野菜に火が通るまで煮る。塩麹、塩少量を加え、器に盛って黒こしょうをふる。

おいしさのひみつ
きのこはそれぞれ旨みが違うので、2種以上を組み合わせ、ハーブで風味をつけて味に深みを出します。ほんのり甘い塩麹が隠し味。にんにくは風味よりも旨みをプラスするつもりで、直接感じない程度の量を加えます。

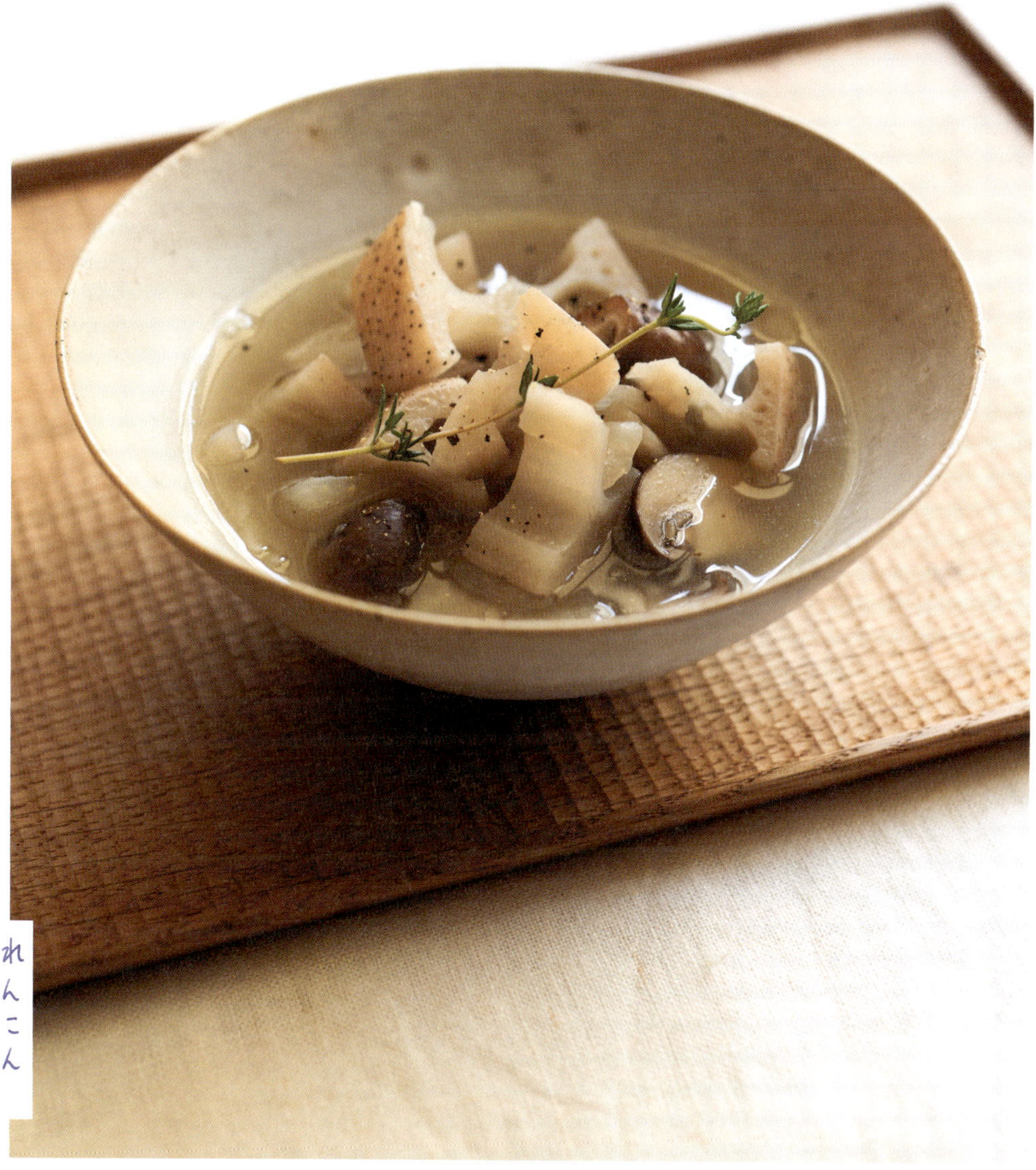

れんこん

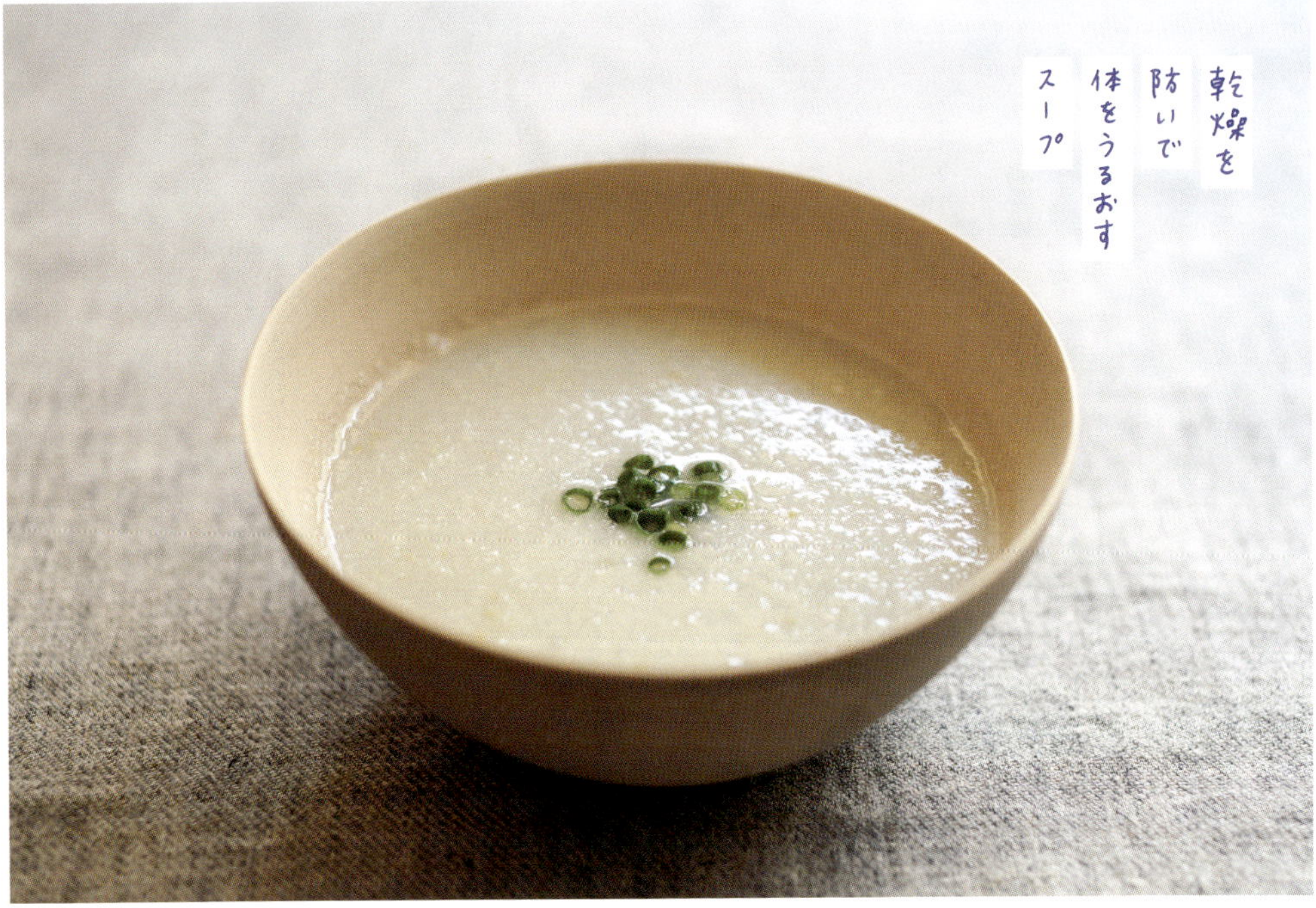

れんこん

すりおろしたれんこんのシャキシャキ感を感じて

れんこんと長ねぎのスープ

材料(2人分)

れんこん 200g
長ねぎ 1本
玉ねぎ 1/4個
えのきたけ 20g
昆布だし 約400ml
生姜(すりおろし) 小さじ1/3
ごま油(太白) 小さじ1
塩 適量

[薬味とトッピング]
小ねぎ(小口切り) 少量

1 れんこんはすりおろす。長ねぎ、玉ねぎは薄切りにする。えのきたけは根元を切り落とし、1cm長さに切る。

2 鍋にごま油を温め、**1**の長ねぎ、玉ねぎ、塩ひとつまみを入れ、弱火でしんなりするまで炒める。

3 **1**のえのきたけ、昆布だしをひたひたに加えて蓋をし、火が通るまでゆっくり煮てハンドブレンダーでなめらかにする。

4 **1**のれんこんを加え、昆布だしをひたひたに注ぎ、ふつふつと沸いてきたら5分ほど煮てれんこんに火を通す。残りの昆布だしで濃度を調整し、生姜、塩小さじ1/3を加えて混ぜる。

5 器に盛って小ねぎをのせる。

おいしさのひみつ
淡泊な味のれんこんはすりおろして食感を残し、食べ応えを出します。れんこんは煮ると粘りが出るので、軽く温める程度に。長ねぎは相性はよいものの尖った味になるので、玉ねぎの甘みを加えてバランスをとります。

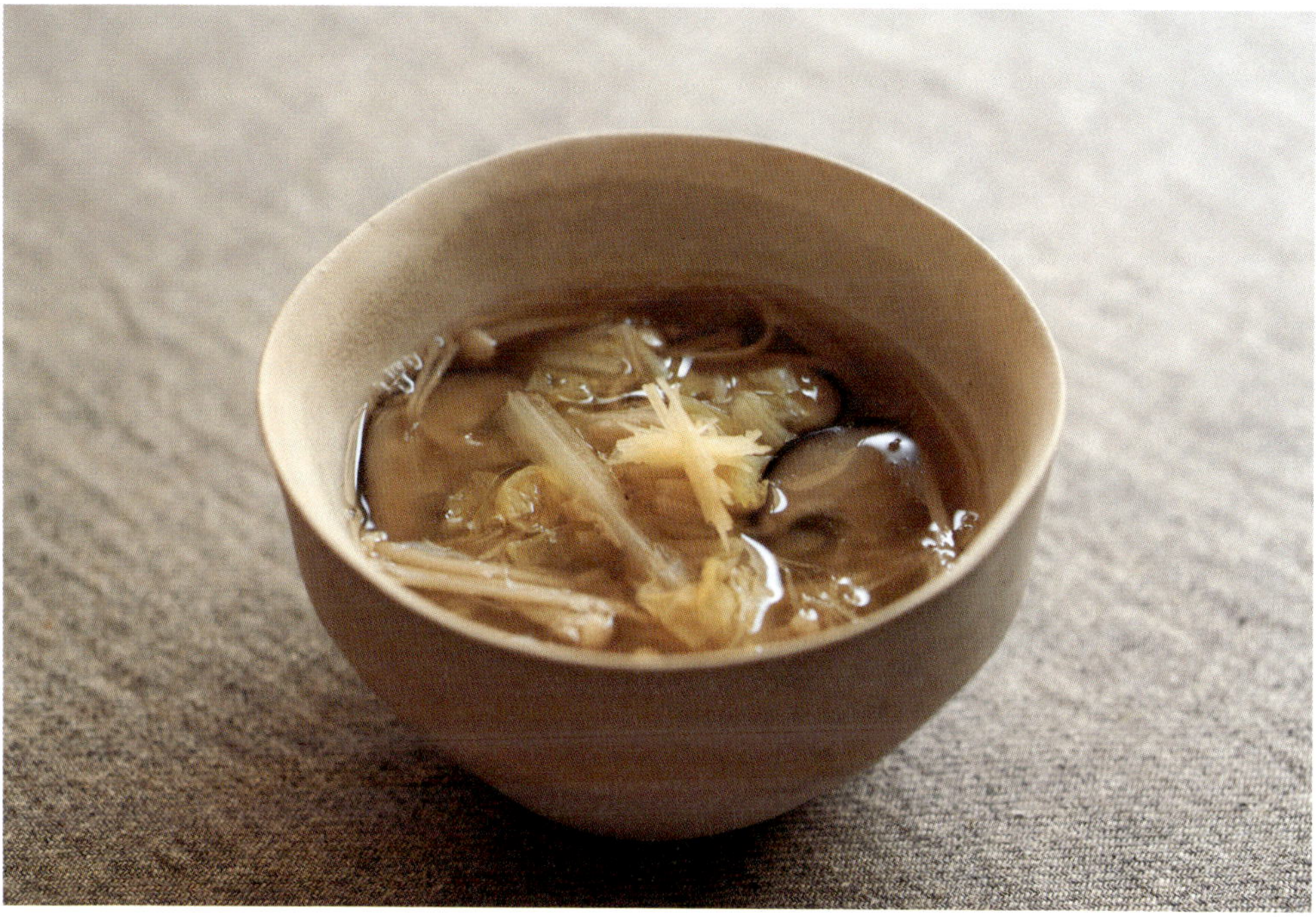

白菜のやさしい甘さを生かすシンプルな旨みを意識します

白菜の葛汁

材料(2人分)

白菜 3〜4枚
えのきたけ 30g
生しいたけ 1個
塩 適量
醤油 小さじ1/4
昆布だし 400ml
葛粉 10g

[薬味とトッピング]

生姜(せん切り) 適量

1 白菜は細切りにする。えのきたけは根元を切り落として半分に切る。生しいたけは石づきを切り取って3㎜幅に切る。

2 鍋に1のえのきたけ、生しいたけ、塩ひとつまみを重ね入れ、昆布だしをひたひたに注ぎ、蓋をして弱火にかける。火が通ったら白菜を加えて残りの昆布だしを注ぐ。

3 白菜が柔らかくなったら塩小さじ1/3、醤油を加える。葛粉を水20㎖(分量外)で溶いて加え、混ぜながらとろみをつける。

4 器に盛って生姜をのせる。

おいしさのひみつ
白菜のような淡い甘みが主役の場合は、えのきたけや生しいたけなどの穏やかな旨みを足して味を引き立てます。葛粉はとろみをつけて体を温めながら、満足感も得られます。

白菜

乾燥を防いで体をうるおすスープ

白菜

白菜に風味豊かな酒粕をからめます

白菜の粕汁 柚子風味

材料（2人分）

白菜 2〜3枚
大根 40g
ひらたけ 50g
油揚げ 1/2枚
昆布だし 400ml
酒粕* 小さじ2
白味噌 大さじ2
塩 ひとつまみ
*分量の昆布だし少量で溶く。

［薬味とトッピング］
小ねぎ（小口切り） 少量
柚子の皮（せん切り） 少量
七味唐辛子 少量

1 白菜は一口大に切る。大根は5㎜厚さのいちょう切りにする。ひらたけは石づきを切り取って小房に分ける。油揚げは熱湯で油抜きして短冊切りにする。

2 鍋に1の大根、ひらたけ、塩を重ね入れ、昆布だしをひたひたに注いで弱火にかける。

3 火が通ったら1の白菜、油揚げ、残りの昆布だしを加え、白菜が柔らかくなったら火を止める。

4 酒粕を加えて味をみて、白味噌を溶き入れて軽く温め、器に盛って小ねぎと柚子の皮をのせ、七味唐辛子をふる。

*酒粕を加えたら味をみて、白味噌の分量を調整しましょう。

おいしさのひみつ
粕汁は魚と相性がよいので、強い旨みやコクと合わせます。そこで野菜の甘みにきのこの旨み、油揚げのコクを足して酒粕のおいしさを引き立たせました。油揚げは粕汁をたっぷり含んで、食べ応えもあります。

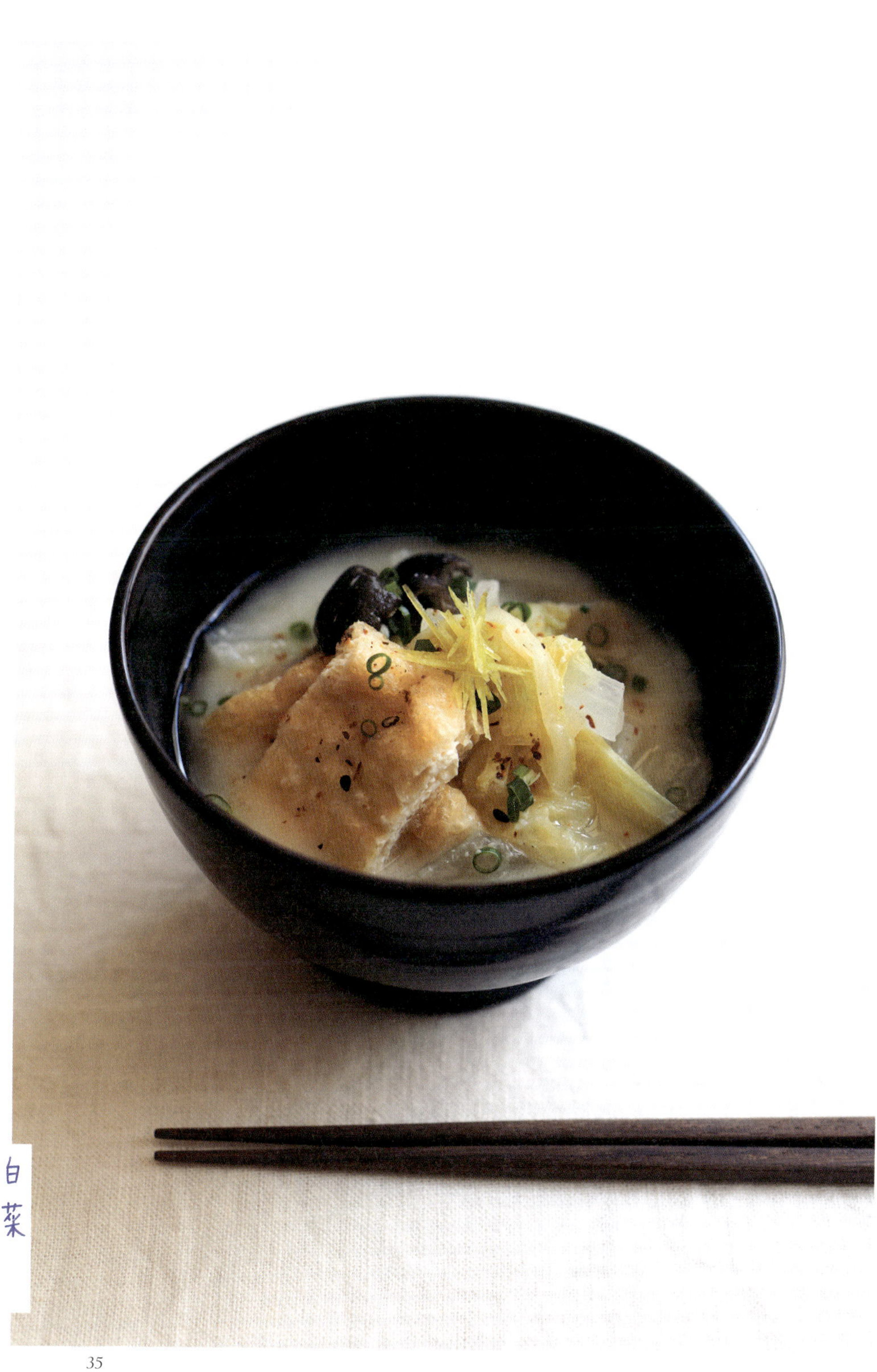

白菜

乾燥を防いで体をうるおすスープ

里いも

胃腸に負担が少ない野菜の自然なとろみ
里いものクリームスープ

材料（2人分）

里いも　小4個
エリンギ　2本
えのきたけ　1/2株
ほうれん草　1/3束
玉ねぎ（薄切り）　1個分
にんにく（みじん切り）　小さじ1/6
ローリエ　1枚
昆布だし　300ml
豆乳　約300ml
塩　適量
ごま油（太白）　小さじ1

［薬味とトッピング］
黒こしょう　適量

1　里いも、エリンギは一口大に切る。えのきたけは根元を切り落とし、1cm長さに切る。ほうれん草はさっとゆでて水気を軽く絞り、3cm長さに切る。

2　鍋にごま油、にんにくを入れて弱火にかけ、香りが立つまで炒め、玉ねぎ、塩ひとつまみを加えてしんなりするまでゆっくり炒める。

3　1のえのきたけ、ローリエを加え、昆布だしをひたひたに加える。えのきたけが煮えたら火を止め、ローリエを取り出してハンドブレンダーでなめらかにする。

4　別の鍋に1の里いも、残りの昆布だしを入れて火にかける。柔らかくなったらエリンギを加えてさっと煮る。

5　4に3、豆乳、塩小さじ1/2を加えて混ぜながら弱火で温める。1のほうれん草を加えて火を止め、器に盛って黒こしょうをふる。

おいしさのひみつ
とろみスープと具材を別々に作るので少し手間がかかりますが、丁寧に作るとおいしさも格別です。玉ねぎとえのきたけの旨み、豆乳のコク、にんにくやローリエのほのかな香りが詰まったスープが、里いもによくからみます。

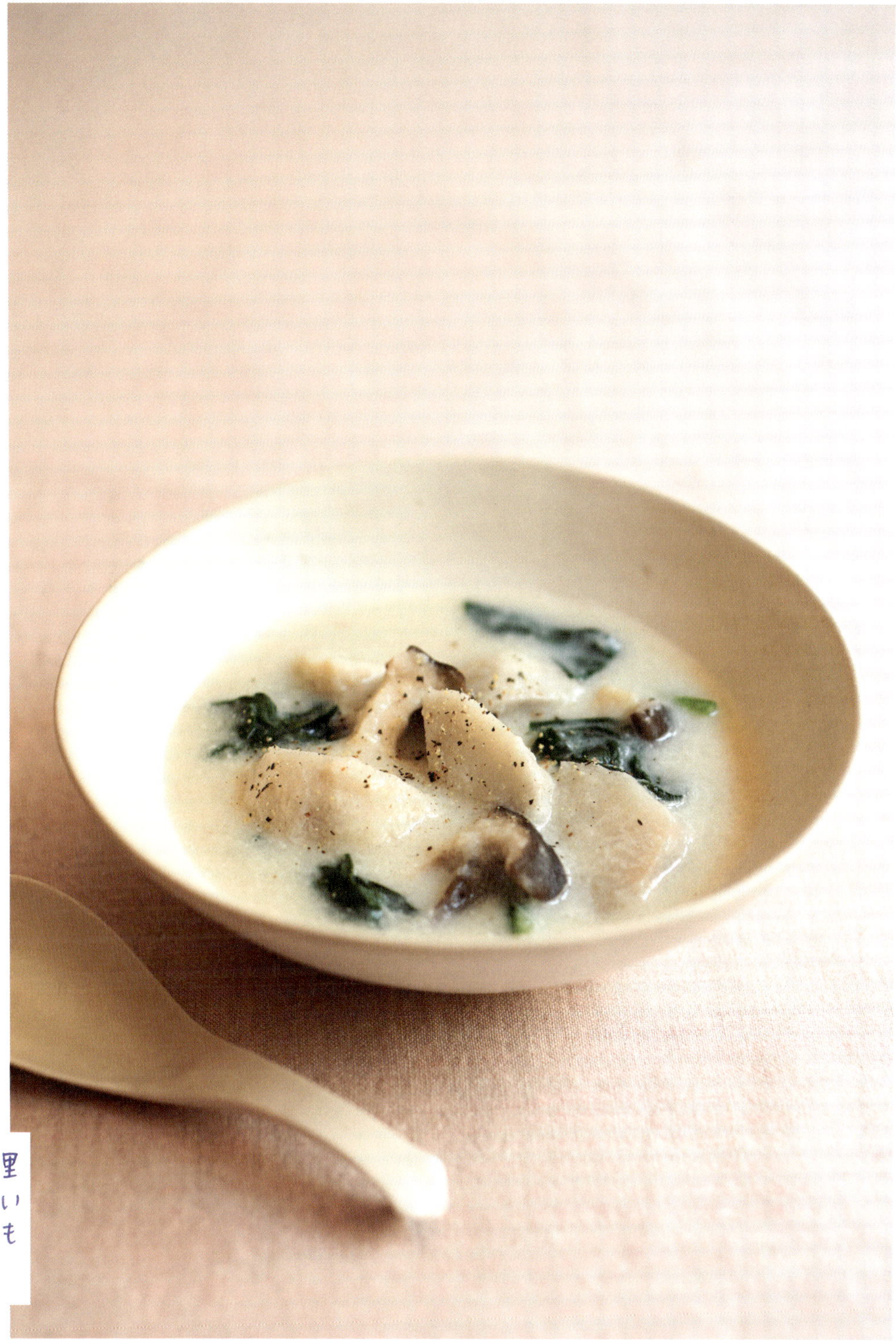

里いも

ごまの香りが際立つシンプルな白味噌の汁もの

里いものごま汁 白味噌仕立て

材料(2人分)

里いも 2〜3個
長ねぎ $1/2$本
ひらたけ 60g
昆布だし 360ml
白味噌 大さじ$1\frac{1}{2}$
塩 ひとつまみ

[薬味とトッピング]

白ごま 大さじ1
三つ葉 少量

1 里いもは皮ごと柔らかく蒸し、皮をむいて一口大に切る。長ねぎは1.5㎝長さに切る。ひらたけは石づきを切り取ってほぐす。

2 鍋に1のひらたけ、塩を入れ、昆布だしをひたひたに注いで蓋をし、弱火にかけてゆっくり煮る。

3 1の里いも、残りの昆布だしを加え、蓋をして煮る。里いもが煮汁となじんでとろりとしたら長ねぎを加えてさっと火を通す。

4 火を止めて白味噌を溶き入れる。白ごまは煎って細かくする。器に盛って白ごまをふり、三つ葉をのせる。

おいしさのひみつ

白味噌の穏やかな甘みで、ごまのコクや香りを立たせて味がぼんやりしないようにしています。旨みは長ねぎとひらたけ。長ねぎには辛味を含んだ旨みがあるので、白味噌のはんなりとした甘みに合わせて味を引き締めます。

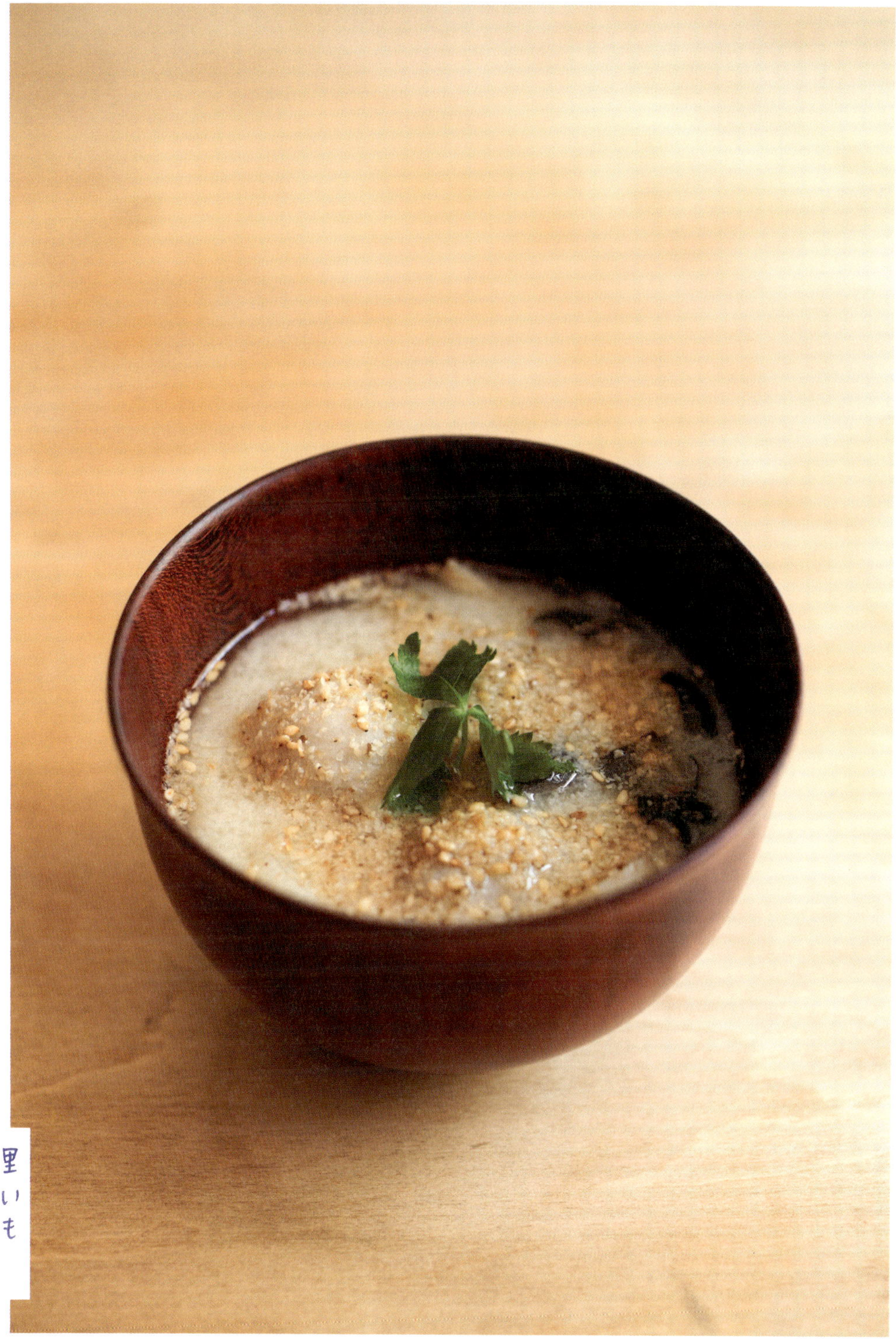

里いも

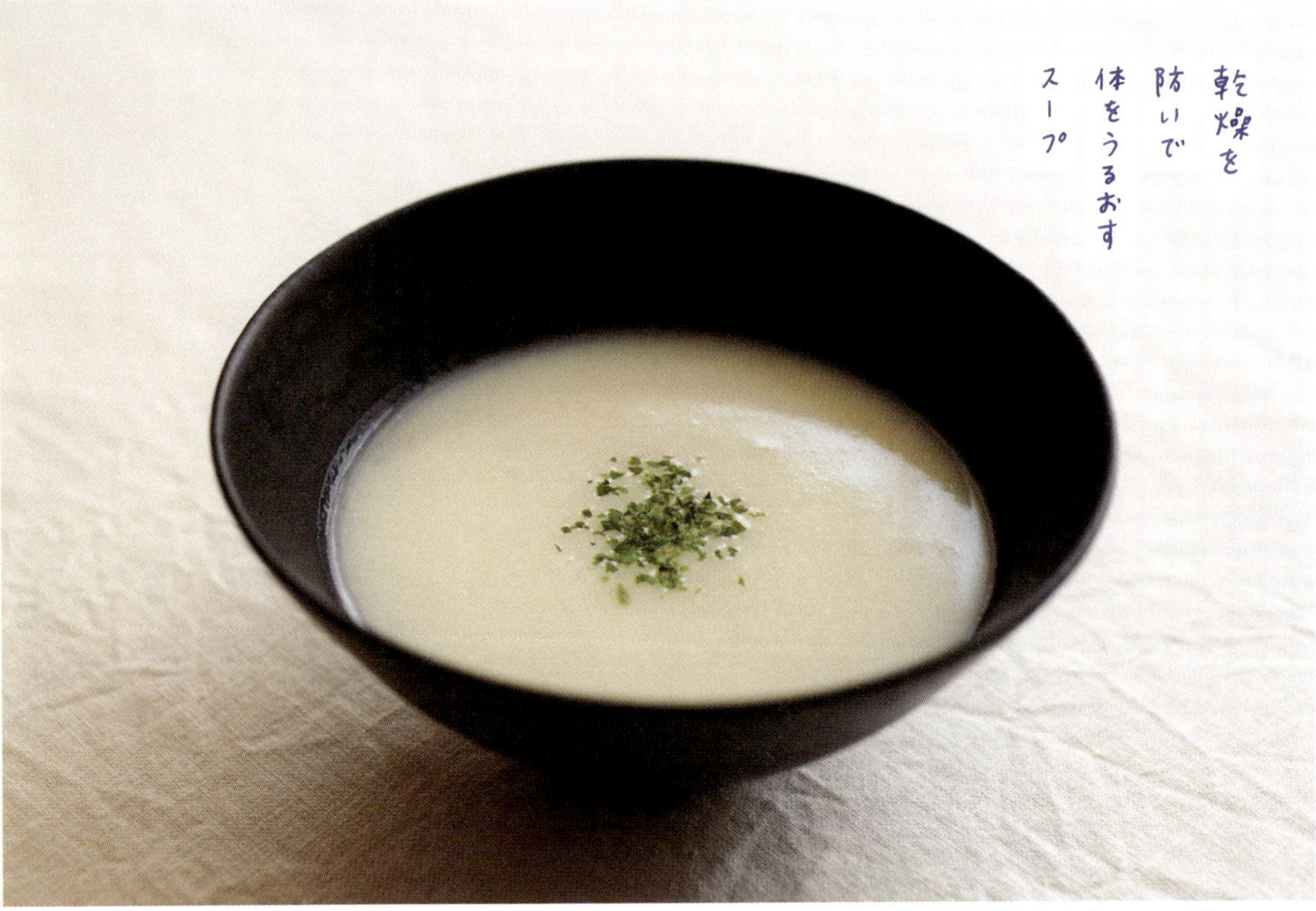

ほのかな甘みが心地よくやさしい味わい

長いものポタージュ

材料（2人分）

長いも 250g
玉ねぎ 80g（小1/2個）
長ねぎ 1/3本
にんにく（みじん切り） 小さじ1/4
ローリエ 1枚
昆布だし 約300ml
豆乳 50ml
塩 適量
ごま油（太白） 小さじ1/2

［薬味とトッピング］
青海苔 適量

1 長いもは5㎜厚さの半月切りにする。玉ねぎは薄切りに、長ねぎは斜め薄切りにする。

2 鍋にごま油、にんにくを入れて弱火にかけ、香りが立ったら1の玉ねぎ、塩ひとつまみを加える。しんなりするまでゆっくり炒め、長ねぎを加えてさらに炒める。

3 1の長いも、ローリエを加え、昆布だしをひたひたに注いでゆっくり煮る。

4 長いもが柔らかくなったら火を止め、ローリエを取り出してハンドブレンダーでなめらかにする。

5 残りの昆布だしを少しずつ加え、少し重めの濃度にする。豆乳を加えて混ぜながら温め、塩小さじ2/3を加える。器に盛って青海苔をふる。

おいしさのひみつ
長いもは淡泊な味なので、その存在を消さないように、玉ねぎ、長ねぎで必要最小限の旨みを合わせます。

長いも

乾燥しはじめたら「梨のシロップ」で体をうるおす準備を

材料（作りやすい量）

梨　$1\frac{1}{2}$個
水　400ml
てんさい糖　100g
はちみつ　100g
生姜（薄切り）　1かけ分

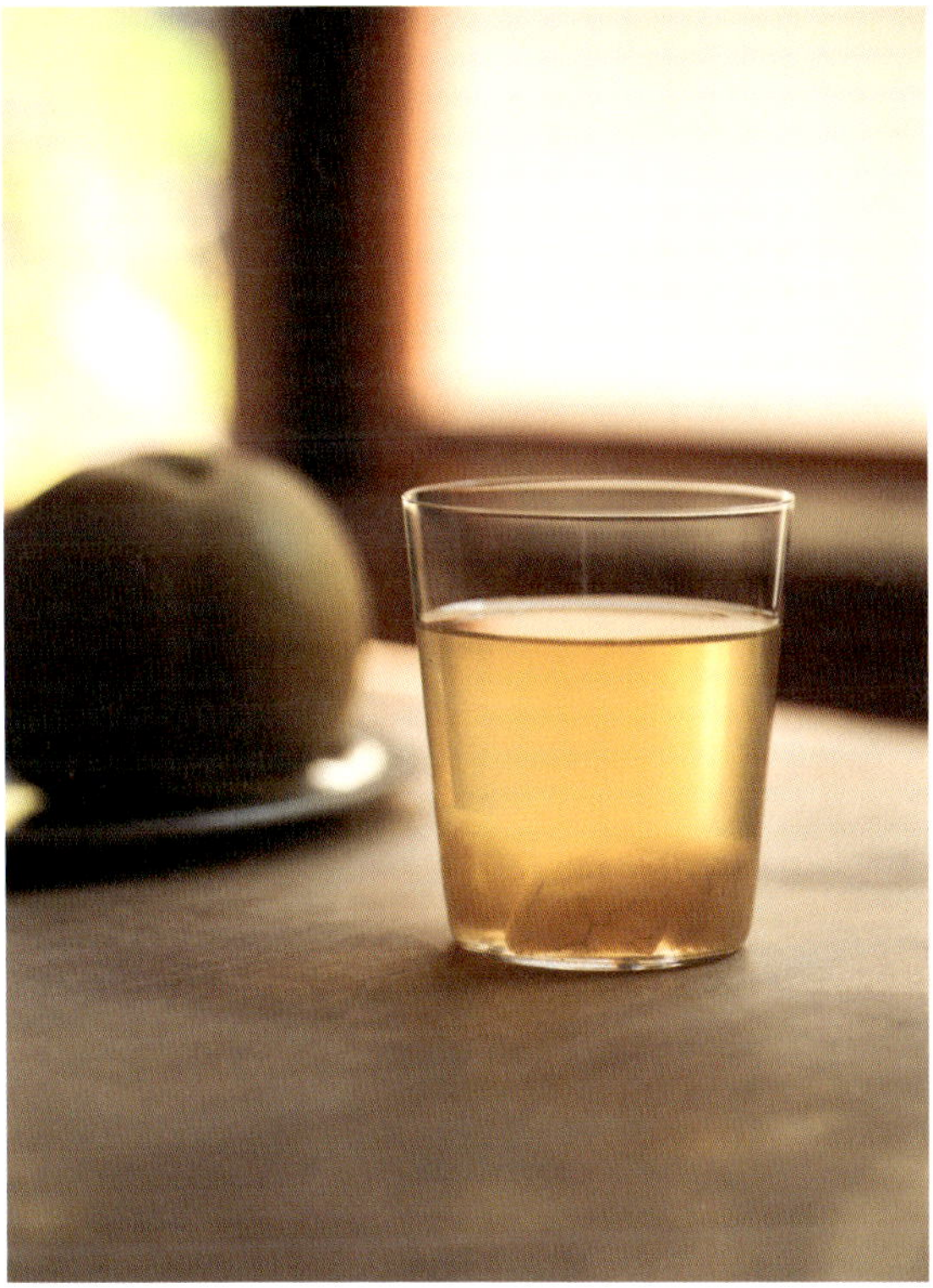

朝晩の寒さが増してくるころ、空気の乾燥とともに、体は乾きやすくなります。乾燥すると肌荒れはもちろんですが、体の内側も乾きやすくなり便秘を招いたり、風邪をひきやすくなったりします。食事でとる以外に、季節の果物を取り入れましょう。うるおす果物「梨」をコンポートのように煮て、果肉入りシロップにします。

作り方

1　梨は皮をむいて一口大に切り、鍋に入れる。蓋をしてごく弱火にかけ、梨から出る水分で煮る。かさが半分になるまでじっくり煮る。

2　水を加えて中火にし、ふつふつ沸いてきたら弱火にして10分ほど煮る。火を止めててんさい糖、生姜を加えて溶かす。

3　はちみつを加えて軽く混ぜる。水や湯で割って飲む。

＊粗熱が取れたら生姜を取り除いて密閉容器に入れて冷蔵庫で保存する。3日間ほどもつ。

にんじん

体の芯までじっくり温めるスープ

冷えは万病のもと。
温める食材で
冷えにくい体を
作りましょう。

シンプルな具材から深い味を引き出しました

せん切りにんじんのスープ

材料（2人分）

にんじん 50g
セロリ 20g
えのきたけ 40g
ローリエ 1枚
昆布だし 400ml
塩 適量

［薬味とトッピング］
黒こしょう 適量
小ねぎ（小口切り） 少量

1 にんじん、セロリはせん切りにする。えのきたけは根元を切り落として3等分にする。

2 鍋に**1**のえのきたけ、ローリエ、塩ひとつまみを入れ、昆布だしをひたひたに注いで弱火にかける。

3 火が通ったら残りの昆布だしを加えて温め、**1**のにんじん、セロリを加える。ひと煮立ちさせたら塩小さじ1/3を加える。器に盛って黒こしょうをふり、小ねぎをのせる。

おいしさのひみつ
にんじんは香りのよい野菜と相性がよいので、セロリを合わせています。にんじんもセロリも食感を楽しんでいただきたいので、昆布だしを温めてから加えましょう。さっと火を入れる程度です。甘みと香りを引き締める黒こしょうがアクセントになります。

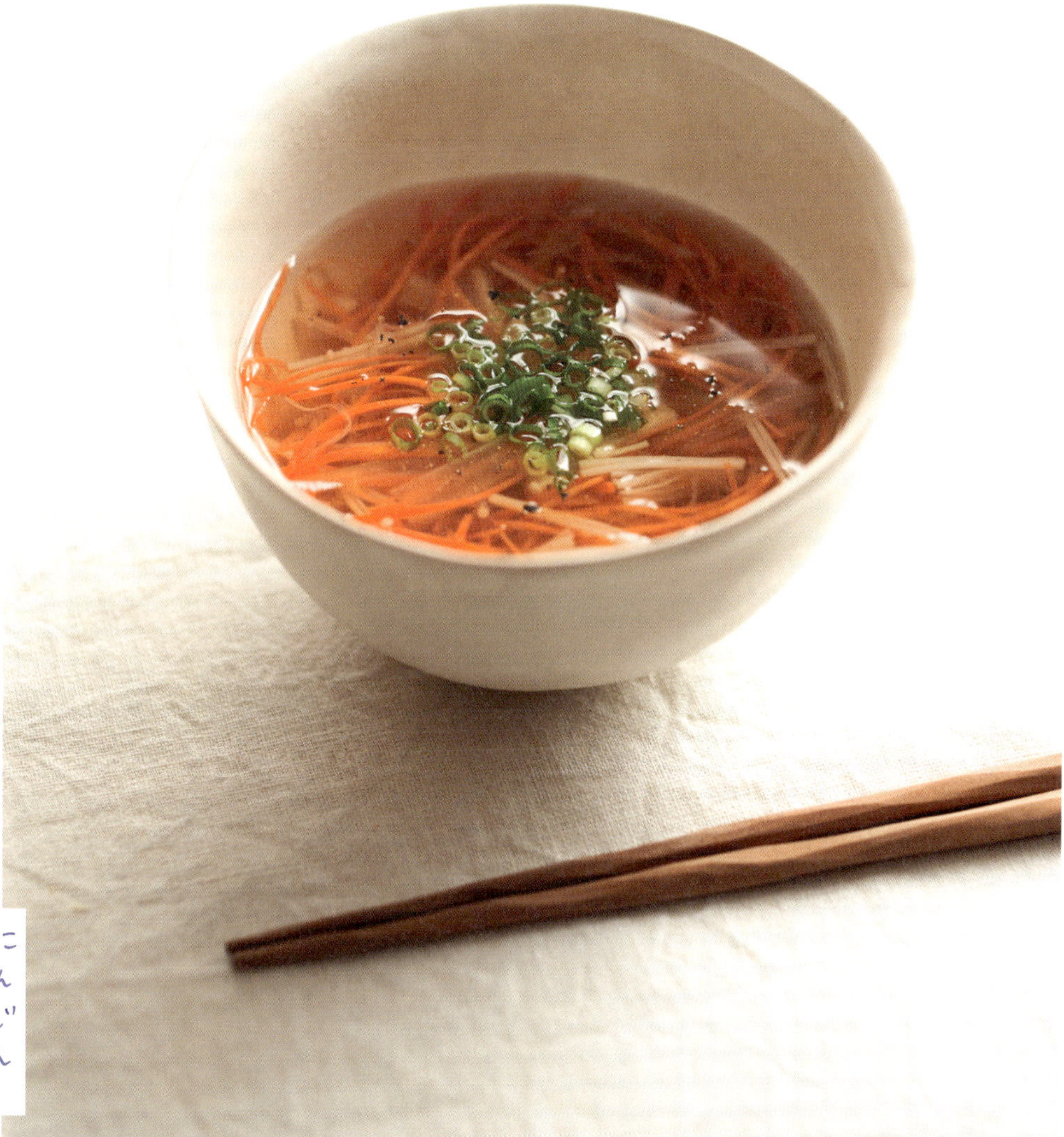

にんじん

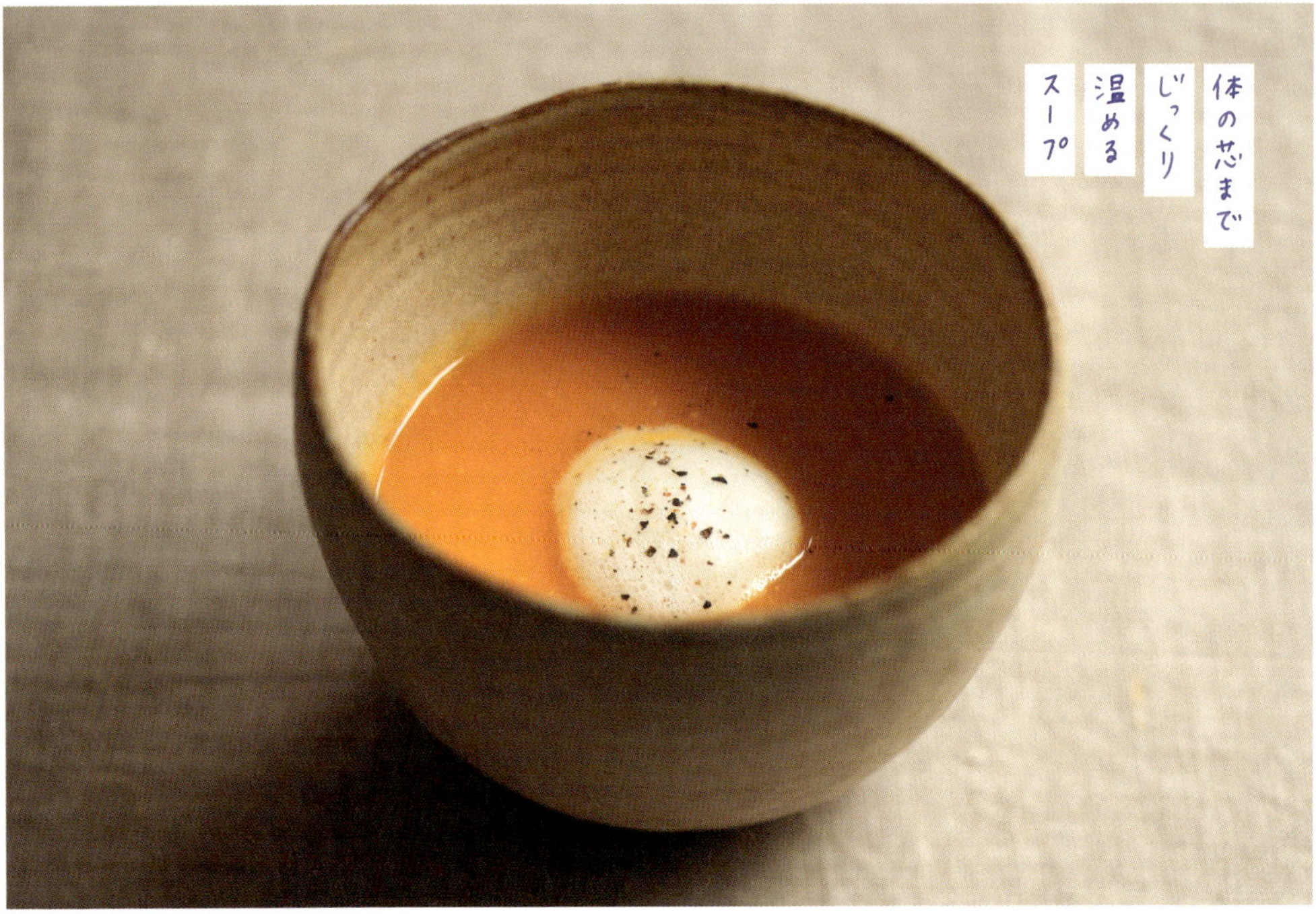

にんじん

口当たりのよいふわふわスチーム豆乳をのせて

にんじんスープ クミン風味

材料（2人分）

にんじん 130g
玉ねぎ 90g
じゃがいも 20g
クミンシード 小さじ$1/2$
昆布だし 約350ml
ローリエ 1枚
豆乳 50ml
塩 適量
ごま油（太白） 小さじ1

［薬味とトッピング］
スチーム豆乳＊ 適量
黒こしょう 適量

＊小鍋に豆乳200mlを入れて中火にかけ、泡立て器でふわふわのスチーム状になるまで混ぜながら温め、1人分大さじ1程度を使用する。吹きこぼれに注意。

1 にんじん、玉ねぎ、じゃがいもは薄切りにする。

2 鍋にごま油とクミンシードを入れて弱火にかけ、パチパチと音がして香りが立ったら**1**の玉ねぎ、塩ひとつまみを入れてしんなりするまでゆっくり炒める。

3 **1**のにんじん、じゃがいも、塩ひとつまみ、ローリエを加え、昆布だしをひたひたに注ぎ、柔らかくなるまでゆっくり煮る。

4 ローリエを取り出し、ハンドブレンダーでなめらかにする。

5 豆乳を加えて弱火にかけ、混ぜながら温め、昆布だしを足して好みの濃度にする。塩小さじ$1/2$を加え、器に盛ってスチーム豆乳をのせ、黒こしょうをふる。

おいしさのひみつ
にんじんの甘みを引き立てるスパイス〝クミンシード〟で、味に輪郭をつけています。玉ねぎとじゃがいもにゆっくり火を入れて旨みを出し、全体をまとめます。

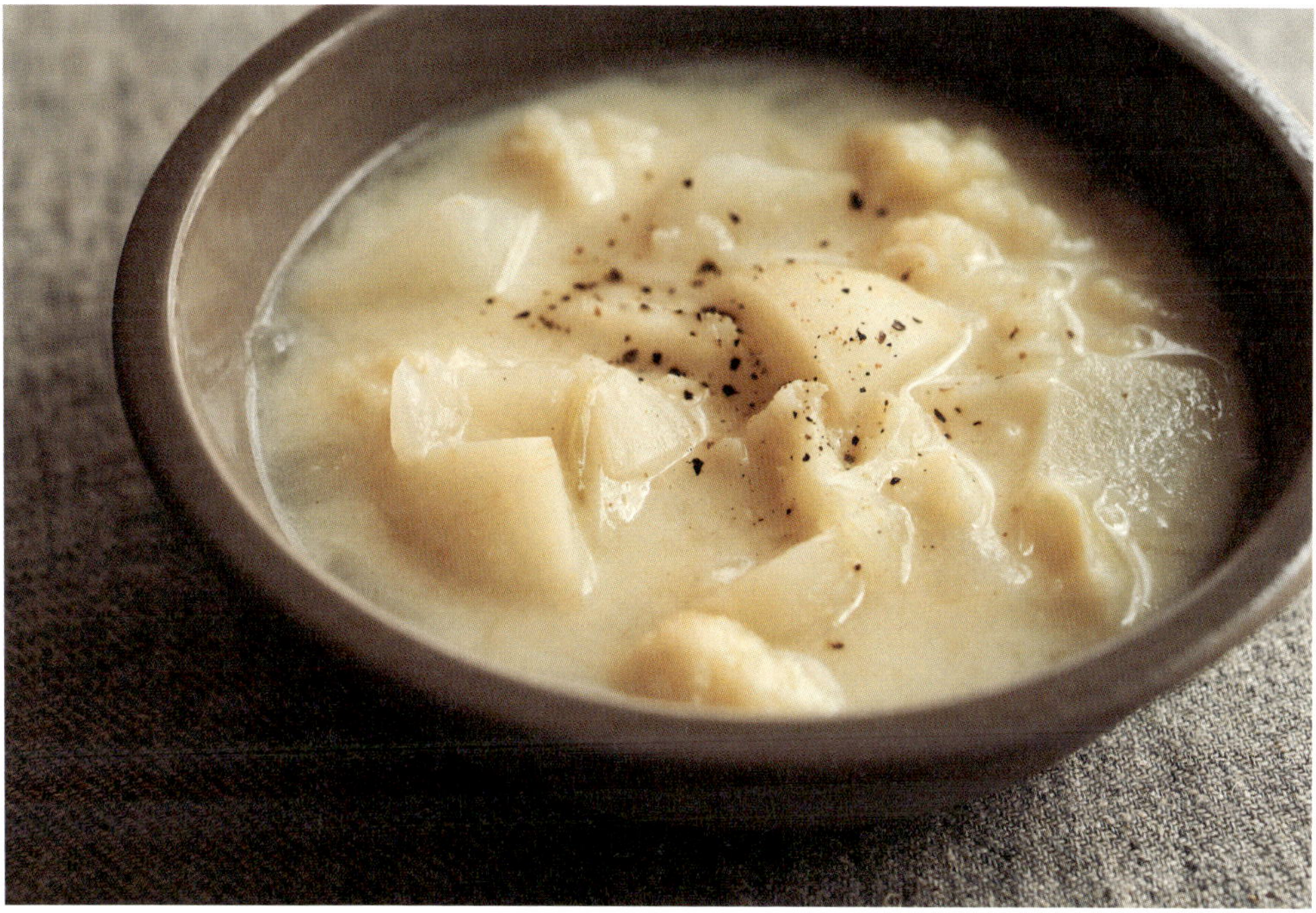

口の中でかぶとカリフラワーがほろほろとくずれます

かぶとカリフラワーのスープ

材料（2人分）

かぶ 1個
カリフラワー 30g
玉ねぎ $\frac{1}{3}$個
にんにく（みじん切り） 小さじ$\frac{1}{4}$
昆布だし 300ml
豆乳 100ml
白味噌 大さじ1
塩 適量
ごま油（太白） 小さじ1

［薬味とトッピング］
黒こしょう 適量

1 かぶはくし形切りにする。カリフラワーは小房に分ける。玉ねぎはみじん切りにする。

2 鍋にごま油、にんにくを入れて弱火にかけ、香りが立ったら1の玉ねぎ、塩ひとつまみを加えてじっくり炒めて火を通す。

3 1のカリフラワー、塩ひとつまみを加え、昆布だしをひたひたに注いでゆっくり煮る。カリフラワーが柔らかくなったら、かぶ、残りの昆布だしを加える。

4 かぶが柔らかくなったら豆乳を加え、ゆっくり混ぜながら温める。火を止めて白味噌、塩小さじ1/4を加える。器に盛って黒こしょうをふる。

おいしさのひみつ
かぶとカリフラワーはじっくり煮て甘みを立たせ、玉ねぎとにんにくで旨みの底上げを。白味噌を少し加えて甘みと旨みのバランスを取ります。

かぶ

やさしいとろみで旨みを包みます

丸ごとかぶの葛汁

材料（2人分）

かぶ（皮付き） 小2個
きくらげ（乾燥） 2枚
えのきたけ 30g
生湯葉 40g
昆布だし 360ml
塩 適量
醤油 小さじ2
みりん 小さじ2
葛粉 20g

［薬味とトッピング］
三つ葉 適量

1 きくらげは水でもどし、3㎜幅の細切りにする。えのきたけは根元を切り落として3等分にする。生湯葉は一口大に切る。

2 かぶは皮のまま鍋に入れ、昆布だしを注いで塩ひとつまみを入れ、蓋をして弱火でゆっくり煮る。竹串がすーっと入ったら、塩少量、醤油、みりんを加えてひと煮立ちさせて火を止め、かぶを取り出す。

3 2の鍋を再び弱火にかけ、1のきくらげ、えのきたけを加えて煮る。生湯葉を加えて軽く温め、葛粉を水40ℓ㎖（分量外）で溶いて加え、混ぜながらとろみをつける。

4 2のかぶを戻し入れ、温まったら器に盛って三つ葉を添える。

おいしさのひみつ
かぶは丸ごと煮るとくずれにくく、旨みも閉じ込められます。かぶと葛汁を分けて調理し、かぶの旨みを立たせました。生湯葉は食感がよく葛のとろみにもよくなじみます。

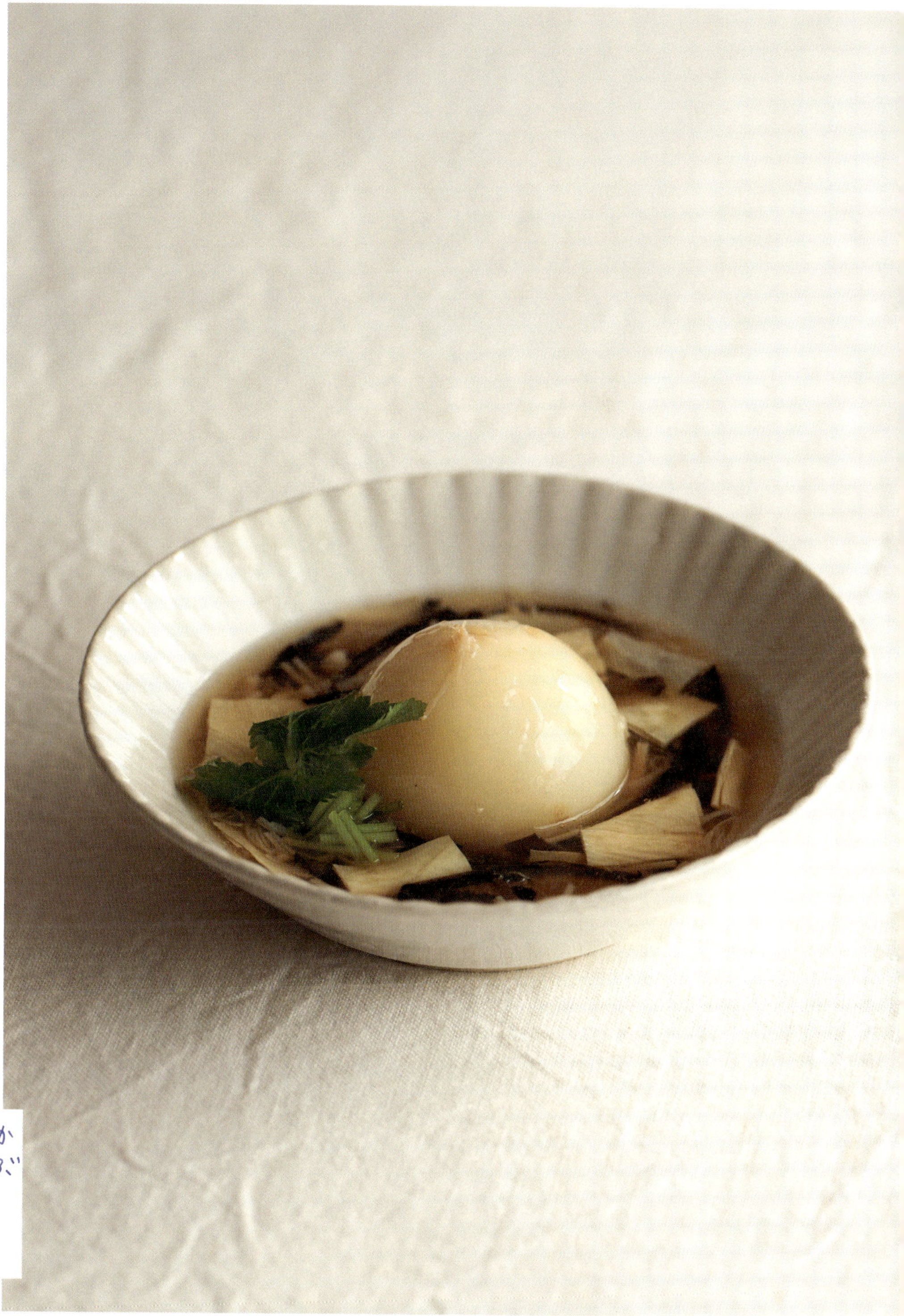

かぶ

干し大根の作り方

そのままでは体を冷やす大根も、干すと体を温める野菜に変わります。冬の冷えが気になるときは、軽く干して使ってください。

作り方　5㎜厚さのいちょう切り、または5㎜角の細切りにし、ざるに広げて風通しのよい日陰に1日半ほど干す。冷蔵で2～3日中に使いきる。

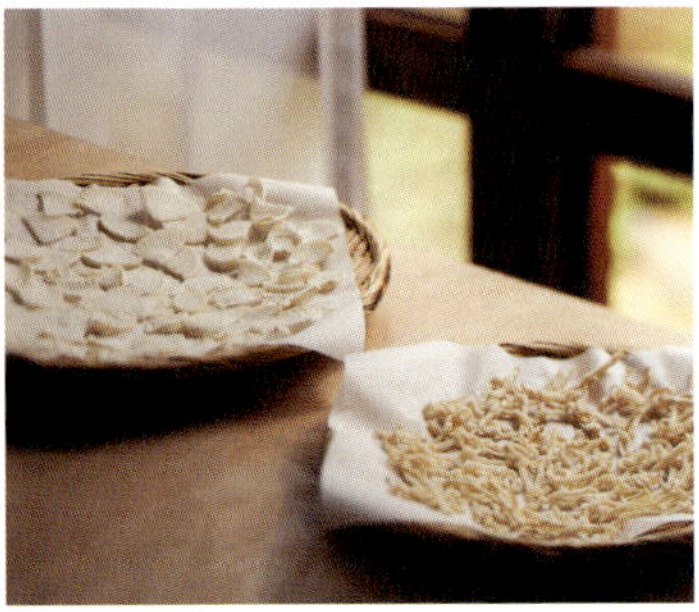

簡単に作れる干し大根で冷えから体を守ります

干し大根と長ねぎの味噌汁

材料(2人分)

干し大根(いちょう切り。上)　10g*
長ねぎ　1/2本
油揚げ　1/3枚
昆布だし　400ml
味噌　大さじ1 1/2～2
生姜(すりおろし)　少量
*生の大根30g分が目安。

[薬味とトッピング]
三つ葉　適量

1　干し大根はさっと洗って水気をきる。長ねぎは1㎝幅の斜め切りにする。油揚げは熱湯で油抜きをし、5㎜幅に切る。

2　鍋に1の干し大根、昆布だしを入れて弱火にかける。柔らかくなったら長ねぎを加え、火が通ったら油揚げを加えてひと煮立ちさせる。

3　火を止めて味噌を溶き入れ、軽く温めて生姜を加える。器に盛って三つ葉を添える。

おいしさのひみつ
定番の味噌汁ですが、干した大根が汁を吸って味がよくしみています。長ねぎで甘みを、油揚げでコクをつけます。

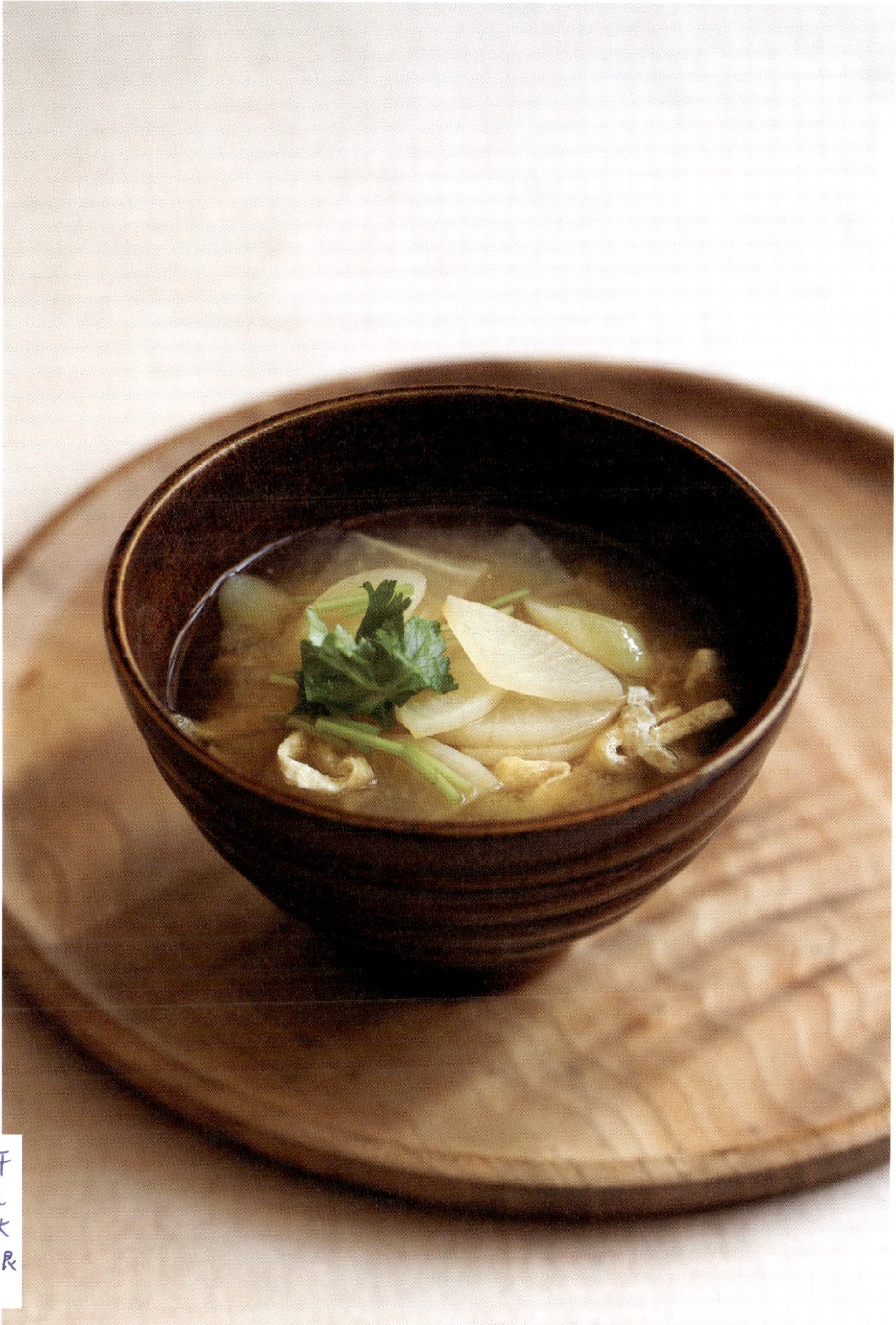

干し大根

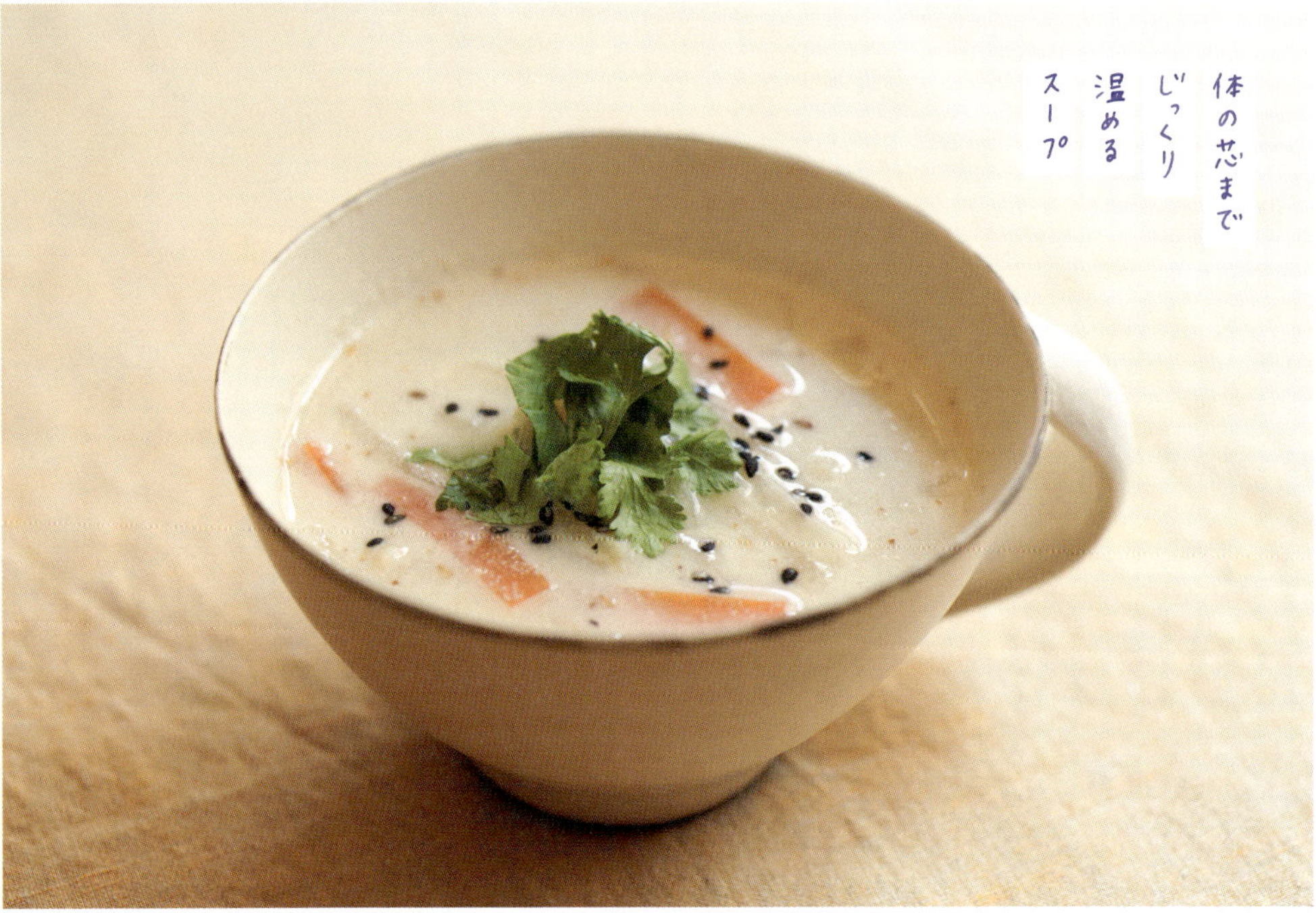

体の芯までじっくり温めるスープ

まろやかなスープに白と黒のごまが香る

干し大根の豆乳スープ

材料（2人分）

干し大根（細切り。→p.48）
15g
えのきたけ 30g
にんじん 30g
昆布だし 200ml
豆乳 300ml
白味噌 大さじ1〜2
A にんにく（すりおろし）
小さじ1/4
塩 ひとつまみ
こしょう 少量
白ごま 大さじ1 1/2
塩 適量

［薬味とトッピング］
黒ごま 適量
香菜（ざく切り） 適量

1 干し大根はさっと洗って水気をきる。えのきたけは根元を切り落とし、3等分にする。にんじんは7㎜幅の短冊切りにする。白ごま、黒ごまはそれぞれ煎る。

2 鍋に1の干し大根、えのきたけ、塩ひとつまみを入れて昆布だしをひたひたに注ぎ、弱火にかける。大根が柔らかくなったら、にんじん、塩ひとつまみを加えて昆布だしをひたひたに注ぎ、柔らかくなるまで煮る。

3 豆乳を加えて残りの昆布だしを加え、温まったら白味噌を溶き入れてAを加える。器に盛って1の黒ごまをふり、香菜をのせる。

おいしさのひみつ
干し大根は生よりも旨みが強いので、コクや香りの強いものを合わせています。白ごまと黒ごまは香りが異なるため、両方を使うことで深い風味をつけ、豆乳のコクとともに満足感を高めます。

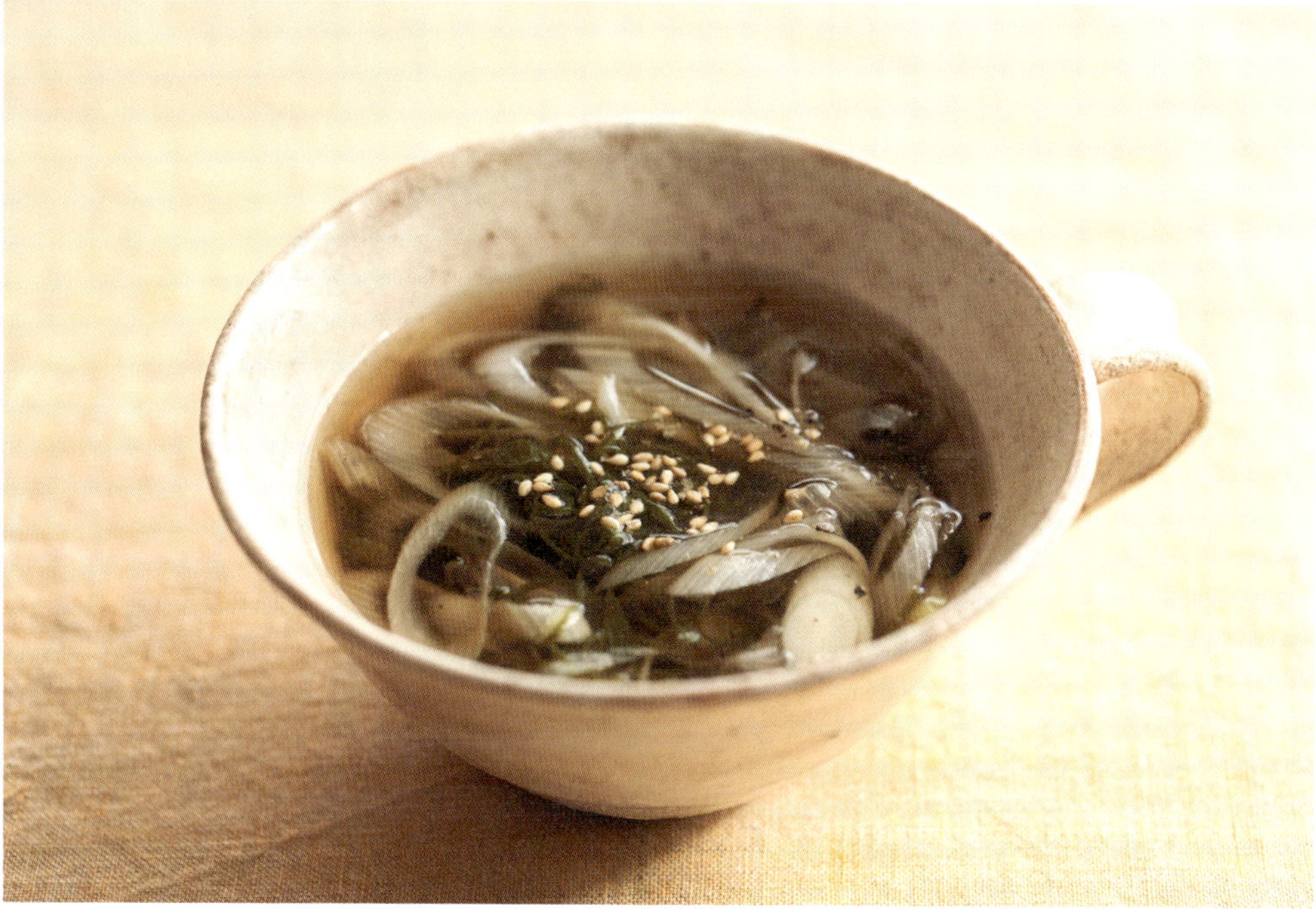

さっと火を通した具材の食感を楽しみます

長ねぎとめかぶの中華風スープ

材料（2人分）

長ねぎ 1/3本
めかぶ 60g
昆布だし 160ml
干しまいたけだし 200ml
塩 小さじ1/4
醤油 小さじ1
生姜（すりおろし） 少量

［薬味とトッピング］
白ごま 小さじ1
黒こしょう 適量

1 長ねぎは斜め薄切りにする。めかぶは食べやすく切る。白ごまは煎る。

2 鍋に昆布だし、干しまいたけだしを入れ、中火にかけて温める。塩、醤油を加え、1の長ねぎ、めかぶを加えてさっと火を通す。

3 火を止めて生姜を加え、器に盛って1の白ごま、黒こしょうをふる。

おいしさのひみつ
長ねぎとめかぶの食感を一緒に楽しむため、最後に加えてさっと火を通す程度にしています。具材からの旨みに頼らない分、だしは昆布と干しまいたけを使いました。

長ねぎ

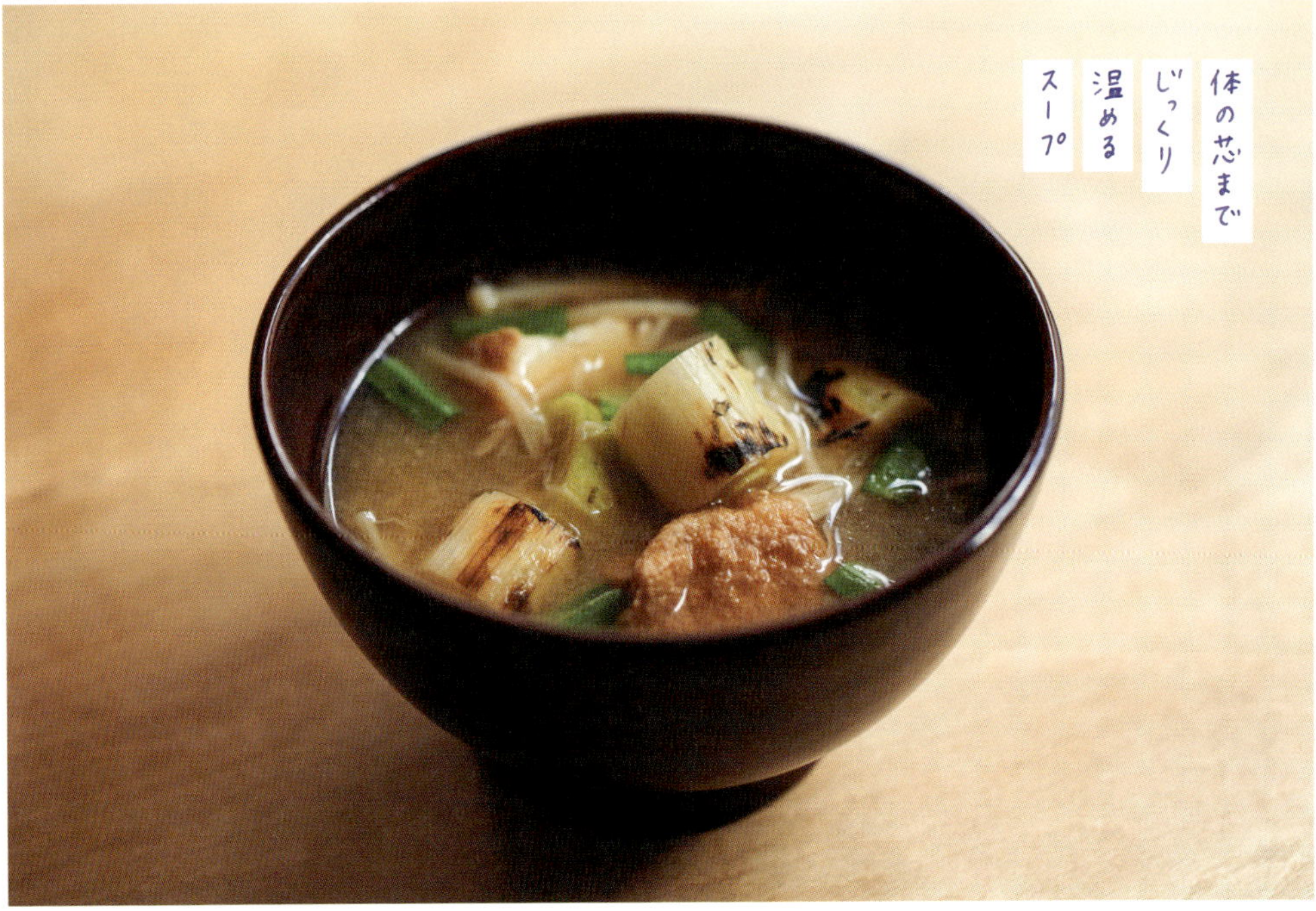

長ねぎ

香ばしい長ねぎとにらの香りが新鮮

焼きねぎと厚揚げの味噌汁

材料（2人分）

- 長ねぎ　$\frac{1}{2}$本
- 厚揚げ　60g
- えのきたけ　40g
- にら　3〜4本
- 昆布だし　360ml
- 味噌　大さじ$1\frac{1}{2}$〜2

1　長ねぎは直火で軽く焼き、1.5㎝長さに切る。えのきたけは根元を切り落とし、3等分にする。にらは2㎝長さに切る。厚揚げは熱湯で油抜きし、1.5㎝角に切る。

2　鍋に**1**のえのきたけを入れて昆布だしをひたひたに注ぎ、弱火にかける。火が通ったら長ねぎ、厚揚げ、残りの昆布だしを加える。長ねぎが柔らかくなったら火を止める。

3　味噌を溶き入れて再び火にかけ、**1**のにらを加えてさっと火を通し、器に盛る。

おいしさのひみつ
長ねぎは焼くと香ばしく、味がはっきりしていつもの具材でも満足感が高くなります。にらは少量でも強く香りますが、長ねぎの香ばしさと呼応して全体にまとまりが出ます。

風邪のひきはじめは温める
風邪をひいて発熱したら冷ます

冬はエネルギーを蓄えて体を休める季節ですが、年末にかけての忙しさもあり常にゆったりと過ごすことは難しいですね。冷えや免疫力の低下によって、感染症にかかりやすく風邪をひいてしまうこともあります。そんなとき、ひきはじめに悪寒を感じたら、体をしっかり温めましょう。生姜や長ねぎを積極的にとります。葛も体を温めるとともに弱った腸をととのえる作用があるので、スープのとろみづけにおすすめです。

風邪をひいてしまって熱が出たら、今度は冷ますことを意識します。大根は熱を冷ます働きがあるので発熱時にも。胃腸の働きを助けるので、消化する力が落ちているときにも向きます。

冬はなるべくふだんから「早寝・遅起き」を心がけ、できるだけ体を休めつつ、乾燥対策にうるおすもの、冷えには温めるもの、免疫力を上げる食材をとって、ととのえておきましょう。

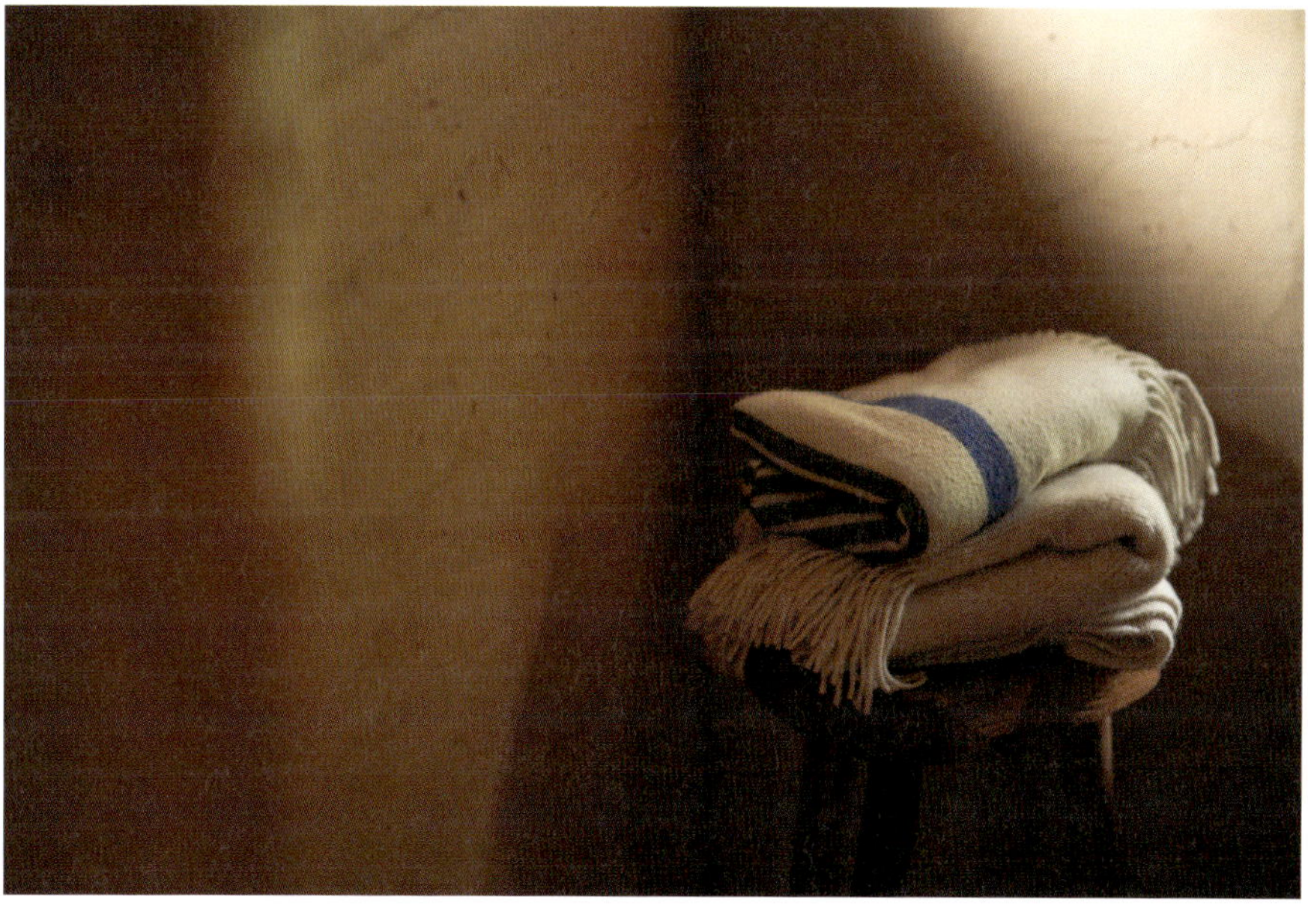

免疫力を高めて病気に負けない体を作るスープ

本格的な
寒さの前に、
免疫力を高める
野菜で準備を。

ごぼうは火の入れ方で仕上がりの味が変わります

ごぼうのポタージュ

材料(2人分)

ごぼう 110g
長ねぎ $1/2$本
玉ねぎ 60g
長いも 約3cm
えのきたけ 30g
にんにく(みじん切り) 小さじ$1/6$
昆布だし 約350ml
ローリエ 1枚
豆乳 大さじ2
塩 適量
オリーブ油 大さじ1

[薬味とトッピング]
黒こしょう 適量
パセリ(みじん切り) 適量

1 ごぼうは斜め薄切りにする。長ねぎ、玉ねぎ、長いもは薄切りにする。えのきたけは根元を切り落として1㎝長さに切る。

2 鍋にオリーブ油小さじ1、にんにくを入れて弱火で温め、1の長ねぎ、玉ねぎ、塩ひとつまみを加え、しんなりするまでよく炒める。

3 1のえのきたけ、長いもを加えて昆布だしをひたひたに加え、塩ひとつまみをふって蓋をする。柔らかくなったら火を止める。

4 別の鍋にオリーブ油小さじ2を熱し、1のごぼうを入れ、塩ひとつまみをふって炒める。全体に油が回ったら水少量(分量外)を加え、蓋をして弱火にして蒸し煮する。水分がなくなったら、同様に水少量を加えて蒸し煮する。これを2~3回繰り返し、蓋を開けたときにごぼうの甘い香りがしたら火を止める。

*水の量は入れたときにジュッと音がして蒸気が立つくらいが目安。

ごぼう

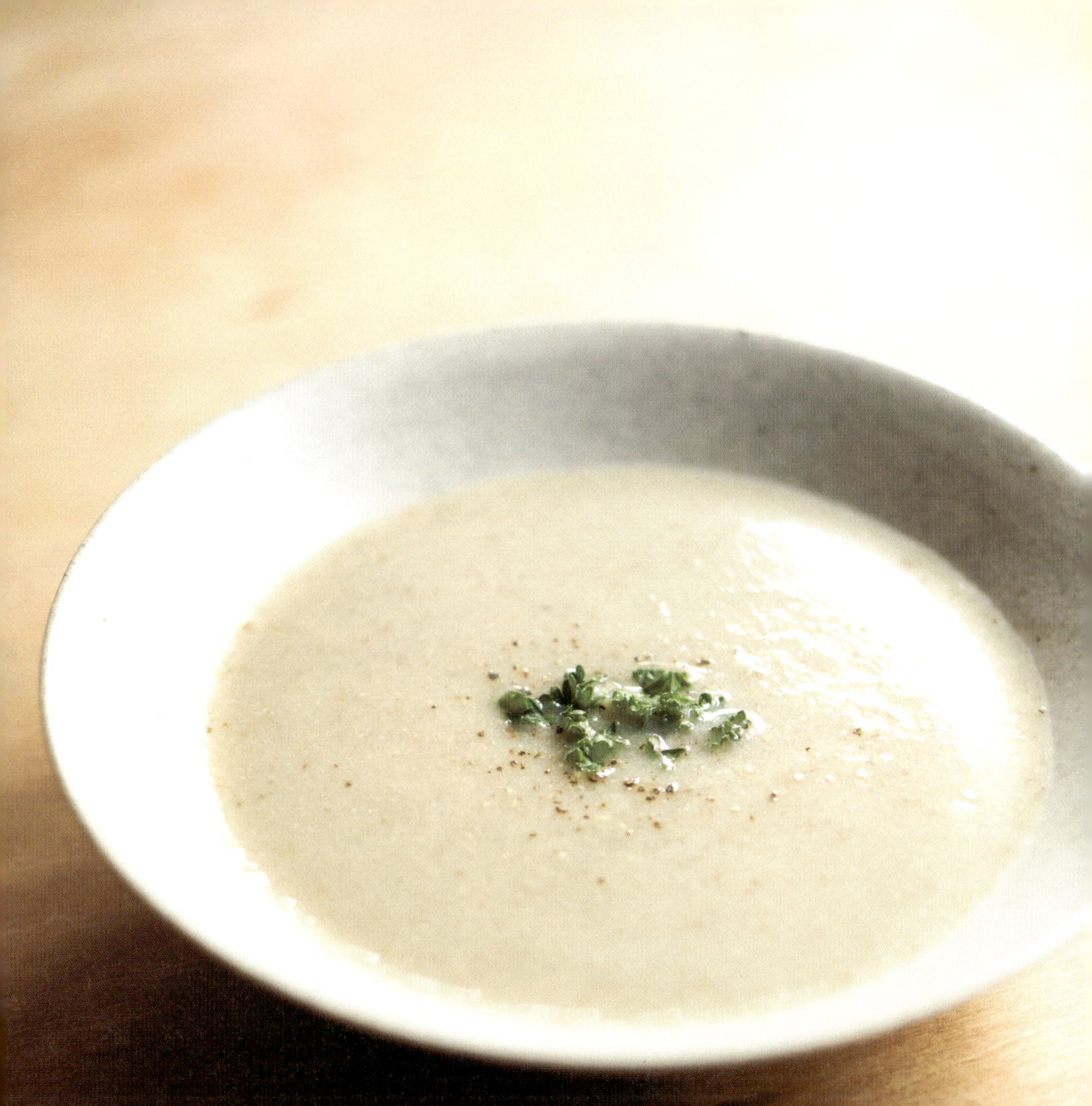

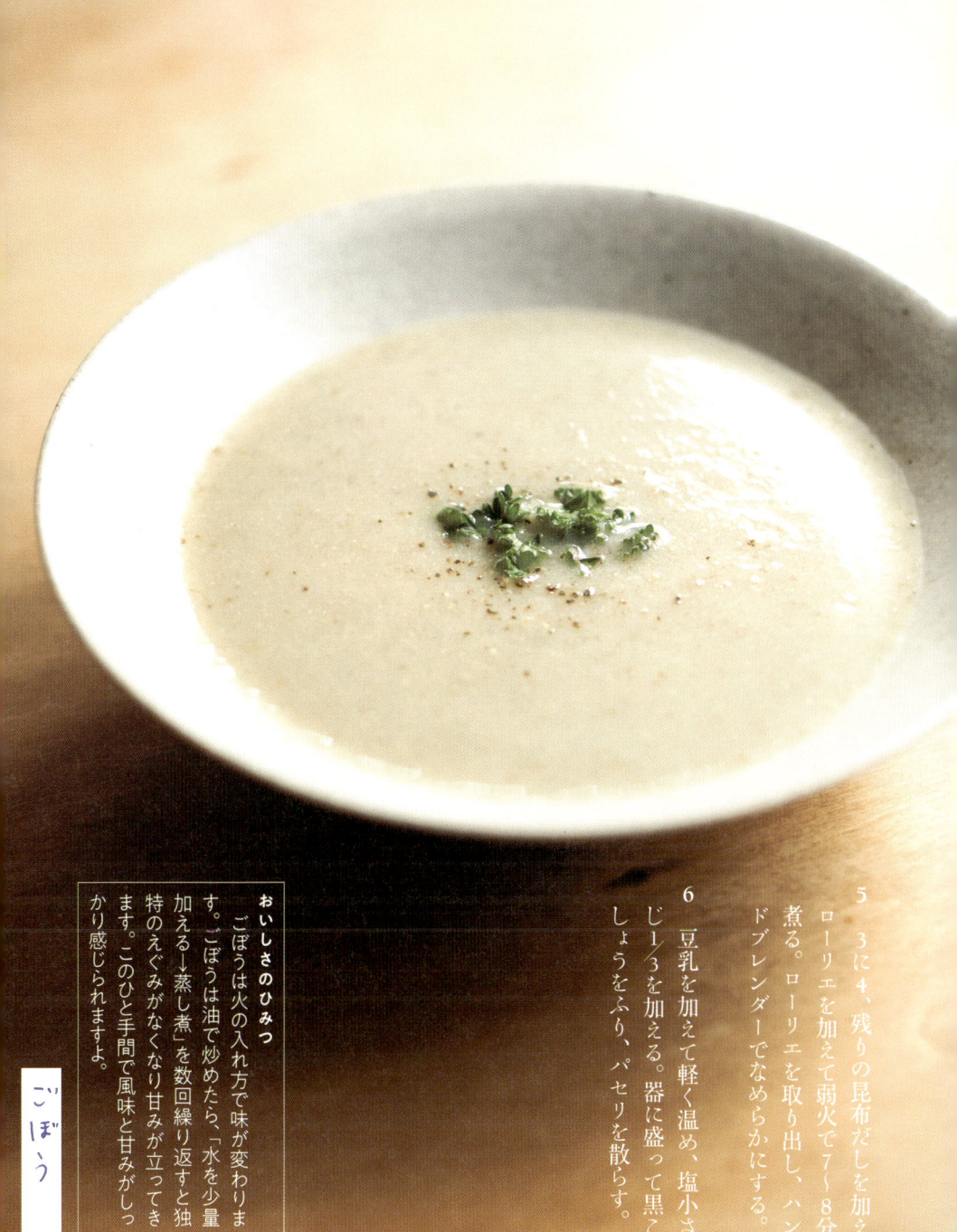

5　3に4、残りの昆布だしを加え、ローリエを加えて弱火で7〜8分煮る。ローリエを取り出し、ハンドブレンダーでなめらかにする。

6　豆乳を加えて軽く温め、塩小さじ1/3を加える。器に盛って黒こしょうをふり、パセリを散らす。

おいしさのひみつ

ごぼうは火の入れ方で味が変わります。ごぼうは油で炒めたら、「水を少量加える→蒸し煮」を数回繰り返すと独特のえぐみがなくなり甘みが立ってきます。このひと手間で風味と甘みがしっかり感じられますよ。

ごぼう

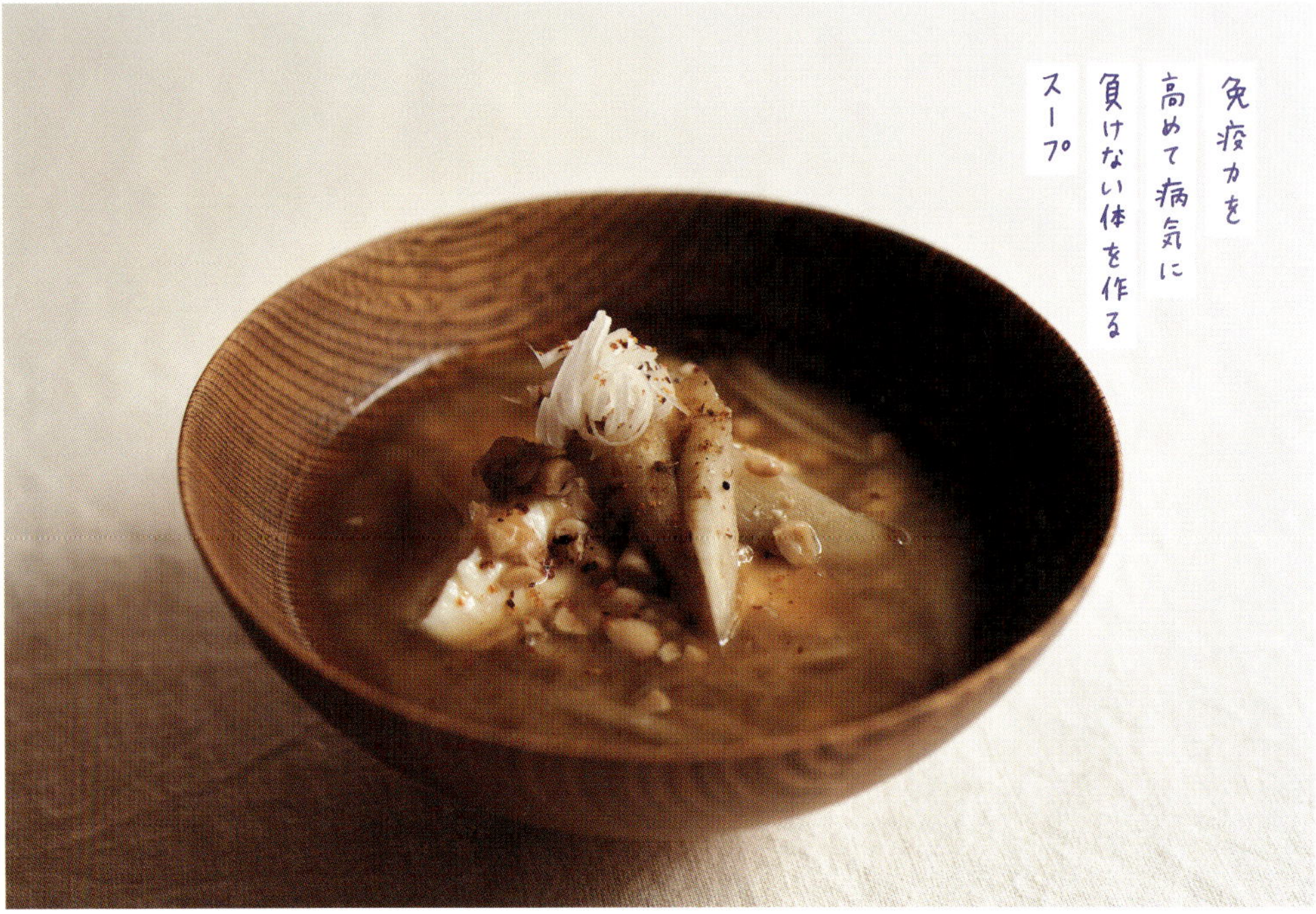
免疫力を
高めて病気に
負けない体を作る
スープ

たんぱく質がしっかり入っています

ごぼうと納豆の味噌汁

材料（2人分）

ごぼう 60g
納豆 1パック
絹ごし豆腐 1/3丁
昆布だし 200ml
干しまいたけだし 160ml
味噌 大さじ1 1/2〜2
ごま油（太白） 小さじ1/2

［薬味とトッピング］
七味唐辛子 適量
長ねぎ（小口切り） 適量

1 ごぼうはささがきにする。納豆は包丁で粗みじん切りにする。

2 鍋にごま油を熱し、1のごぼうを弱火で炒める。油が回ったら水少量（分量外）を入れて蓋をし、蒸し煮する。水分がなくなったら同様に水を入れて蒸し煮する。これを2〜3回繰り返し、蓋を開けたときにごぼうの甘い香りがしたら昆布だしをひたひたに加えて約5分煮る。

3 残りの昆布だし、干しまいたけだしを加え、温まったら1の納豆を加える。絹ごし豆腐をスプーンですくい入れ、温まったら火を止めて味噌を溶き入れる。

4 器に盛って長ねぎをのせ、七味唐辛子をふる。

おいしさのひみつ
前ページと同様、ごぼうの火の入れ方で味がぐっとよくなります。豆腐から水分が出てだしが薄くなるため、昆布だし、干しまいたけだしの両方で、旨みを強くしています。

ごぼう

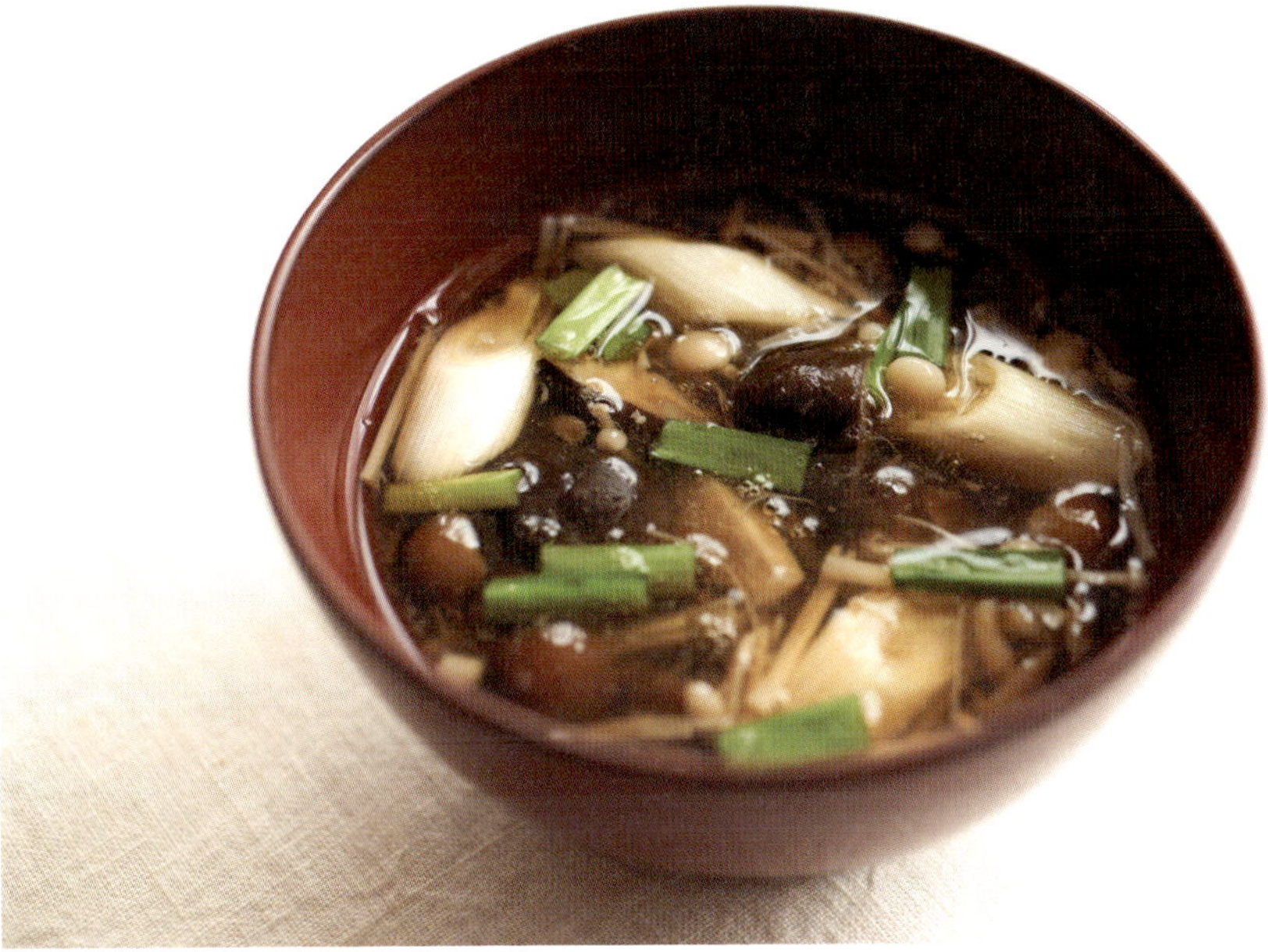

生姜やにらでアクセントをつけて

きのこ汁

材料(2人分)

しいたけ 1〜2個
えのきたけ 30g
なめこ 1パック
長ねぎ $\frac{1}{2}$本
にら 1〜2本
塩 適量
昆布だし 360ml
生姜(すりおろし) 少量
醤油 小さじ2

1 しいたけは放射状に4〜6等分にする。えのきたけは根元を切り落として3等分にする。長ねぎは1cm幅の斜め切りにする。にらは1.5cm長さに切る。

2 鍋に**1**のしいたけ、えのきたけ、なめこ、塩ひとつまみを入れ、昆布だしをひたひたに注いで蓋をし、弱火にかける。

3 きのこが煮えたら**1**の長ねぎ、残りの昆布だしを加え、蓋をして火が通るまで煮る。

4 生姜、塩小さじ$\frac{1}{4}$、醤油を加え、**1**のにらを加えてひと煮立ちさせて器に盛る。

おいしさのひみつ
種類によって旨みが異なるきのこは数種使うと深みが増しておいしくなります。なめこのとろみで食べ応えが出て満足感にもつながります。

きのこ

免疫力を高めて病気に負けない体を作るスープ

きのこのポタージュ

きのこは旨みがたっぷり。奥深いコクが生きます

材料（2人分）

きのこ（まいたけ、生しいたけ、えのきたけ）合わせて150g
玉ねぎ 30g
じゃがいも 30g
昆布だし 約150ml
ローリエ 1枚
豆乳 50ml
塩 適量
オリーブ油 小さじ1

［薬味とトッピング］
オリーブ油 少量
パセリ（みじん切り） 適量

1 きのこは石づきや根元を切り落とす。まいたけは小房に分け、生しいたけは薄切りに、えのきたけは1cm長さに切る。玉ねぎ、じゃがいもは薄切りにする。

2 鍋にオリーブ油を熱し、1の玉ねぎを入れて塩ひとつまみをふり、しんなりするまで弱火で炒める。残りの1、ローリエを加えて昆布だしをひたひたに注ぎ入れ、蓋をしてゆっくり煮る。

3 きのこと野菜に火が入ったら、ローリエを取り出してハンドブレンダーでなめらかにする。

4 豆乳を加えて混ぜながら温め、残りの昆布だしで好みの濃度に調整する。沸騰直前まで温めて塩小さじ1/3を加える。

5 器に盛ってオリーブ油をたらし、パセリをのせる。

おいしさのひみつ
きのこは数種類使うと、旨みの幅が広がってコクもしっかり出ます。ローリエとオリーブ油を用いて、風味とコクをプラスし、じゃがいもで自然なとろみをつけて仕上げています。

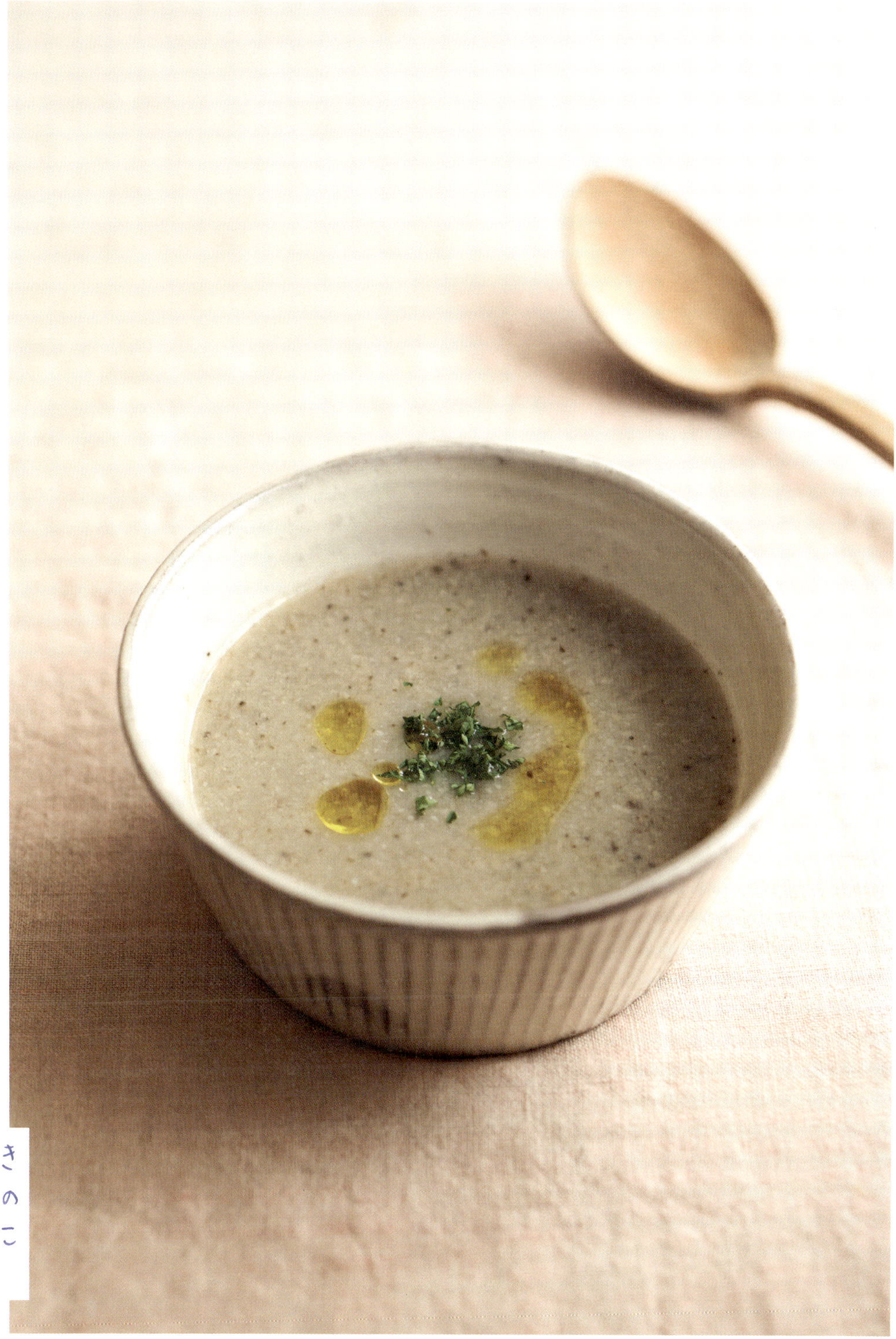

きのこ

免疫力を
高めて病気に
負けない体を作る
スープ

大根

体を温め、腸をととのえるひえと柔らかい大根はおかゆ感覚

大根とひえの汁　梅肉風味

材料（2人分）

大根　150g
ひえ　大さじ2
昆布だし　400ml
塩　適量

［薬味とトッピング］
大根の葉（ゆでて刻む）
　適量
梅干し　1〜2個
黒ごま*　小さじ1
*煎って香りを立たせる。

1　大根は1.5㎝角に切る。ひえはよく洗って水気をきる。

2　鍋に1の大根、塩ひとつまみを入れ、昆布だしをひたひたに注ぎ、蓋をして弱火にかけ、柔らかくなるまで煮る。

3　1のひえを加え、昆布だしをひたひたに注いで中火にする。ふつふつと沸いたら弱火にし、蓋をして約15分煮る。ひえが柔らかくなったら火を止めて約15分蒸らす。

4　残りの昆布だし、塩小さじ1/3を加えて塩味は薄めにととのえる。器に盛って大根の葉と梅干しを添え、黒ごまをふる。

*途中で水分がなくなったら昆布だしを少量足す。

おいしさのひみつ
大根にひえを入れてゆっくり煮ることによって、汁がとろみを帯びます。大根に旨みがしっかりあるので旨みは足さず、大根の葉でほろ苦さを、梅干しで酸味と塩味を、黒ごまで香ばしさを出してご飯のお供のように楽しみます。

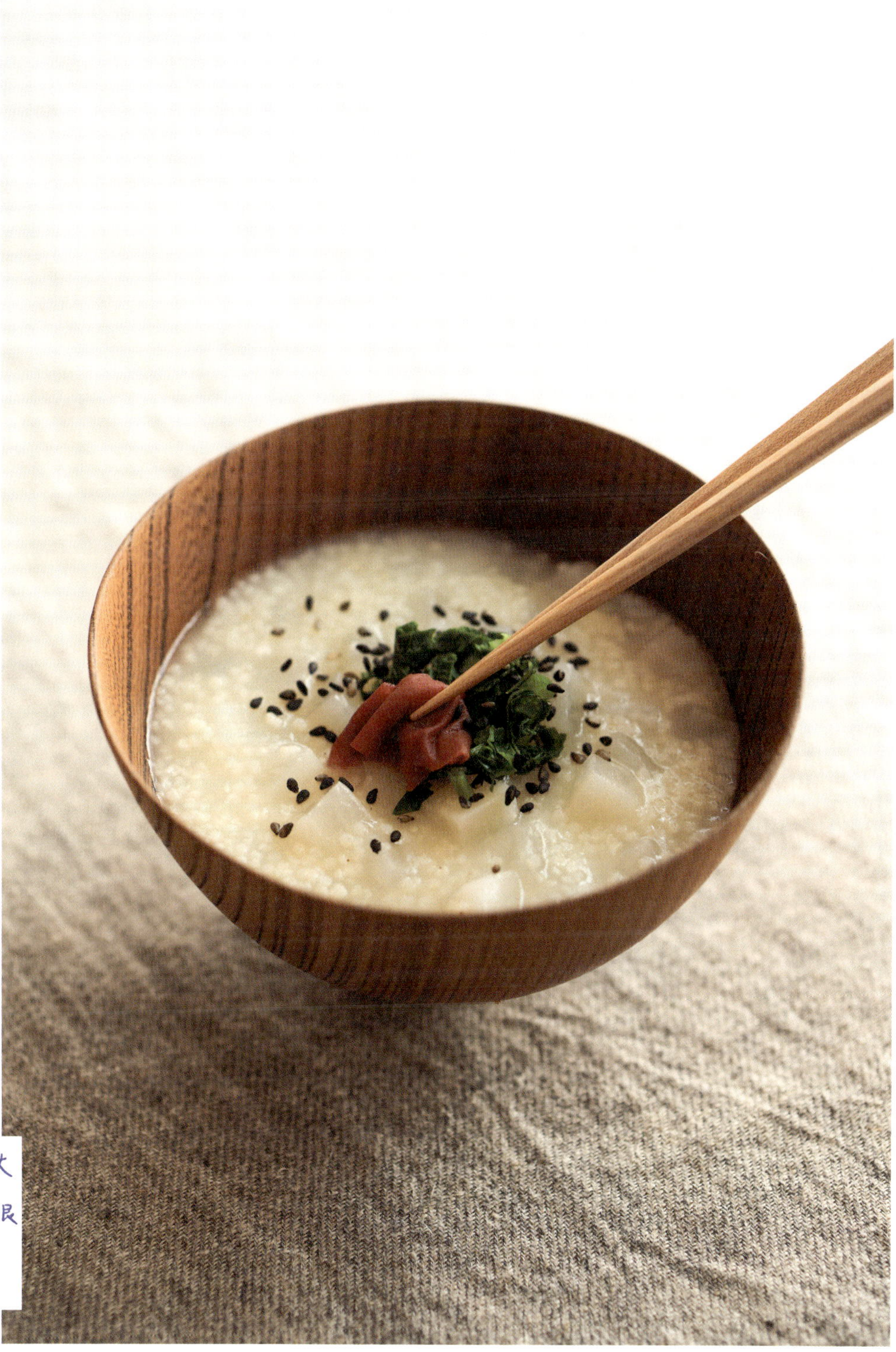

大根

かぼちゃ

免疫力を
高めて病気に
負けない体を作る
スープ

かぼちゃの甘みがごまの香ばしさでキリリ

かぼちゃのごま味噌スープ

材料（2人分）

かぼちゃ 150g
玉ねぎ 1/2個
昆布だし 約300ml
塩 ひとつまみ
白ごま 大さじ1
味噌 大さじ1
ごま油（太白） 小さじ1

［薬味とトッピング］
小ねぎ（小口切り） 適量
白ごま 少量

1 かぼちゃは種と皮を除いて小さめの一口大に切る。玉ねぎは薄切りにする。白ごまは煎ってよくする。

2 鍋にごま油を熱し、1の玉ねぎ、塩を入れ、しんなりするまで弱火で炒める。かぼちゃを加え、昆布だしをひたひたに注ぎ、蓋をしてゆっくり煮る。

3 かぼちゃが柔らかくなったら火を止め、ハンドブレンダーでなめらかにする。残りの昆布だしを加えて中火にかけ、濃度を調整する。温まったら火を止める。

4 味噌を溶き入れ、1の白ごまをトッピング用に少量取り置いて加える。器に盛って小ねぎをのせて白ごまをふる。

おいしさのひみつ
味噌汁をイメージした和風ポタージュのようなスープです。かぼちゃのやさしい甘みに、ごまと味噌が入るとスープの輪郭がはっきりします。

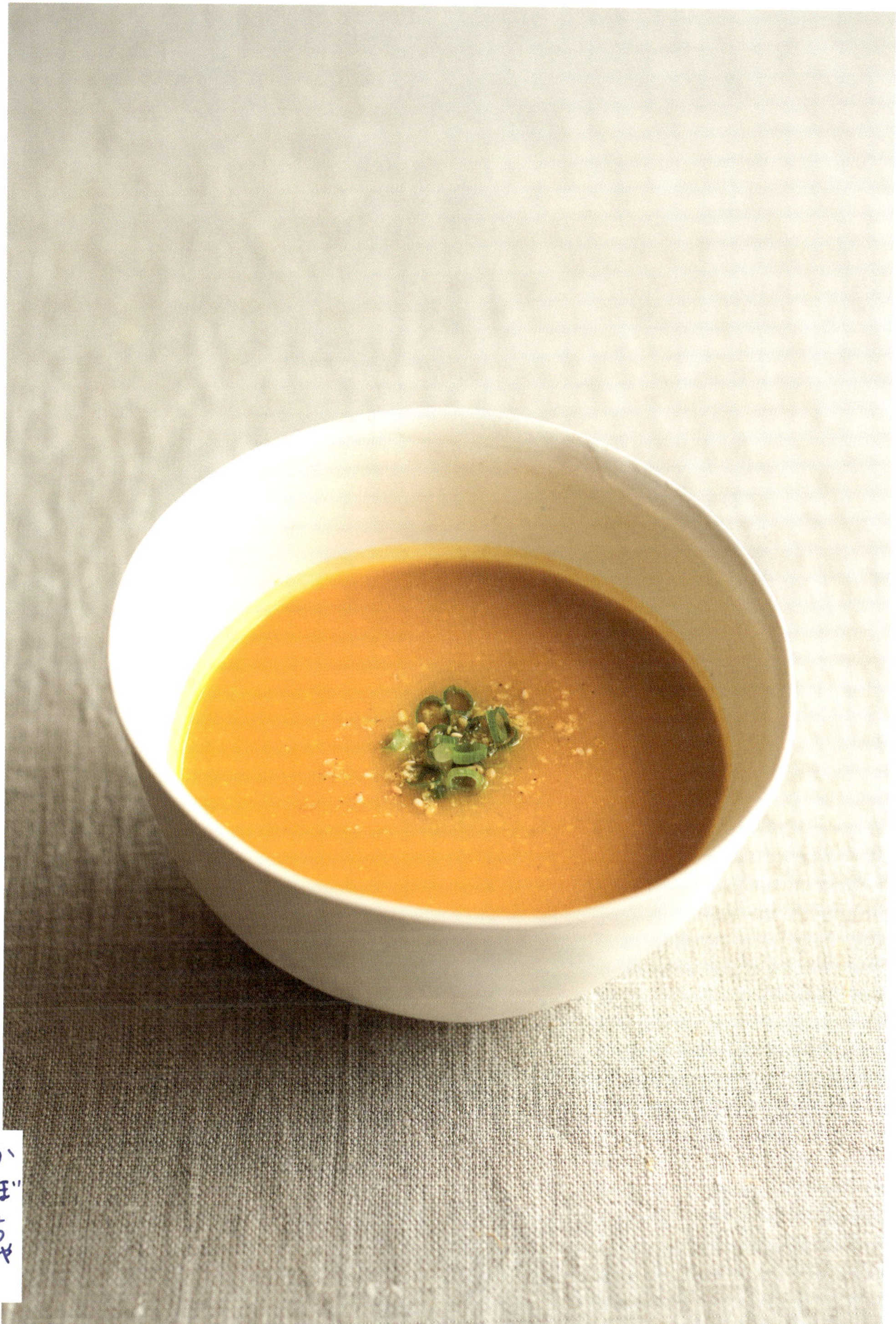

かぼちゃ

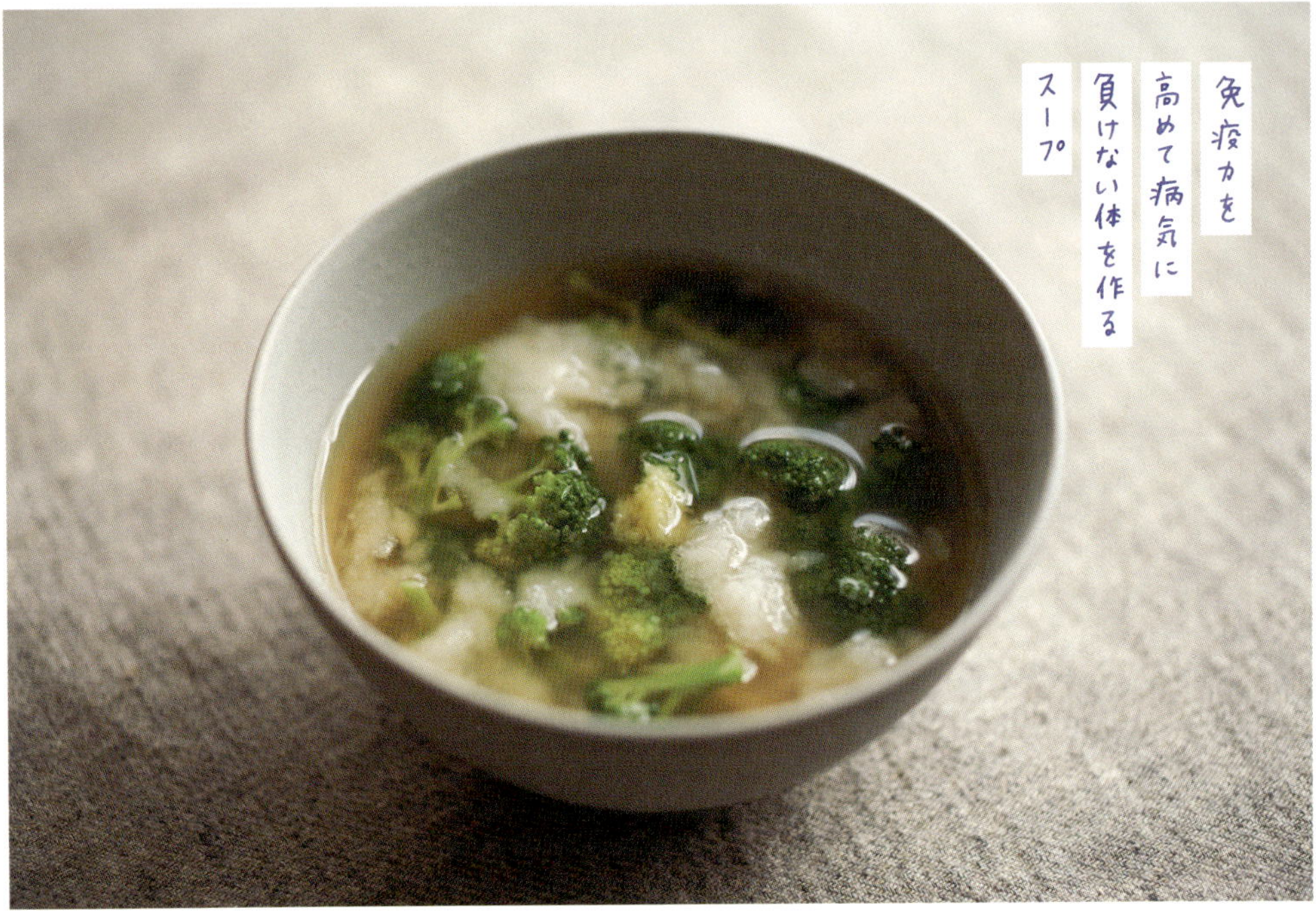
免疫力を
高めて病気に
負けない体を作る
スープ

ブロッコリー

とろろとだし汁が混ざりすぎないようにします

ブロッコリーのとろろ汁

材料（2人分）

ブロッコリー 50g
長いも 約10cm
昆布だし 200ml
干しまいたけだし 200ml
A 塩 小さじ1/3
　醤油 小さじ3/4
　みりん 小さじ1/2
生姜（すりおろし） 少量

1 ブロッコリーは小さめの小房に分けて固めにゆでる。長いもはすりおろす。

2 鍋に昆布だし、干しまいたけだしを入れて火にかけ、沸いたらAで味をととのえる。

3 ふつふつと沸いた状態で、1の長いもを回し入れる。再びふつふつしたら火を止めて蓋をし、3〜5分余熱で火を通す。

4 再び弱火にかけて温め、1のブロッコリーと生姜を加えて器に盛る。

おいしさのひみつ

固めにゆでたブロッコリーとつるんとしたとろろが絡み合い、独特の食感を生みます。とろろはかき玉汁を作る要領で少量ずつ回し入れて混ぜすぎないようにします。

黒い食材でエネルギーを蓄えましょう

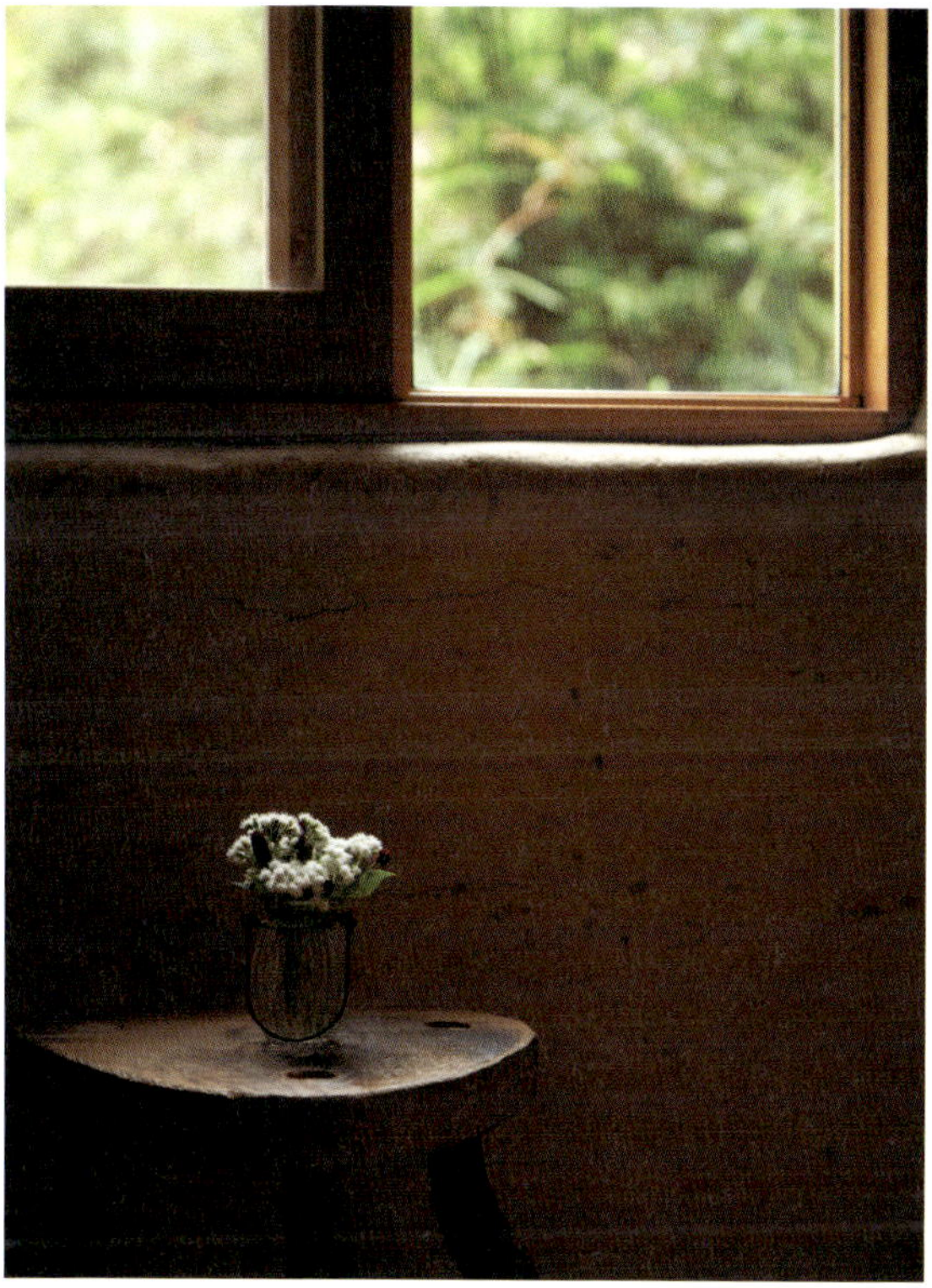

冬の寒さや冷えは腎機能を弱める原因になります。東洋医学においての「腎」とはホルモンや泌尿器系、生殖系、免疫系の働き全般を指します。つまり、生命エネルギーの源で成長、生殖、老化と深い関係があり、「腎」のケアをすることは老化防止や疲労回復につながります。

「腎」のケアには〝黒い食材〟〝体を温める食材〟がよいといわれています。黒い食材とは、例えば黒ごま、黒豆のほかに、黒きくらげや、ひじき、わかめなどの海藻類があります。

また、体を温めるには弱火でゆっくり火を入れる調理法がおすすめ。食材の甘みも感じられるので満足感も得られます。揚げもの、炒めものなど油を加熱した料理で体を温めたり、味噌煮込みなどの塩辛いものをとったりしてエネルギーを蓄えることも大切です。

足湯や湯たんぽを使うこともおすすめです。

寒さで固まった体をゆるめてリラックスさせるスープ

緊張状態の体をゆるめて、巡りをよくします。

キャベツ

キャベツの甘みとともに磯の香りが広がります

キャベツとあおさ海苔の味噌汁

材料（2人分）

キャベツ 2〜3枚
えのきたけ 30g
油揚げ 1/3枚
昆布だし 360ml
塩 適量
白味噌 大さじ2〜3

［薬味とトッピング］
あおさ海苔 適量
小ねぎ（小口切り） 適量

1 キャベツは一口大に切る。えのきたけは根元を切り落とし、3等分にする。油揚げは熱湯で油抜きをして一口大に切る。

2 鍋に1のえのきたけ、塩ひとつまみを入れ、昆布だしをひたひたに注ぐ。蓋をして弱火にかける。

3 えのきたけが煮えたら1のキャベツ、塩ひとつまみを加え、昆布だしをひたひたに足す。蓋をしてキャベツは固めに火を通す。

4 油揚げ、残りの昆布だしを加え、中火にして温める。火を止めて白味噌を溶き入れ、器に盛ってあおさ海苔と小ねぎを添える。

おいしさのひみつ
キャベツは固めに仕上げてシャキシャキとした食感を残してください。ほかの具材を入れてからも、キャベツから甘みがしっかり出ます。油揚げでコクを足しています。

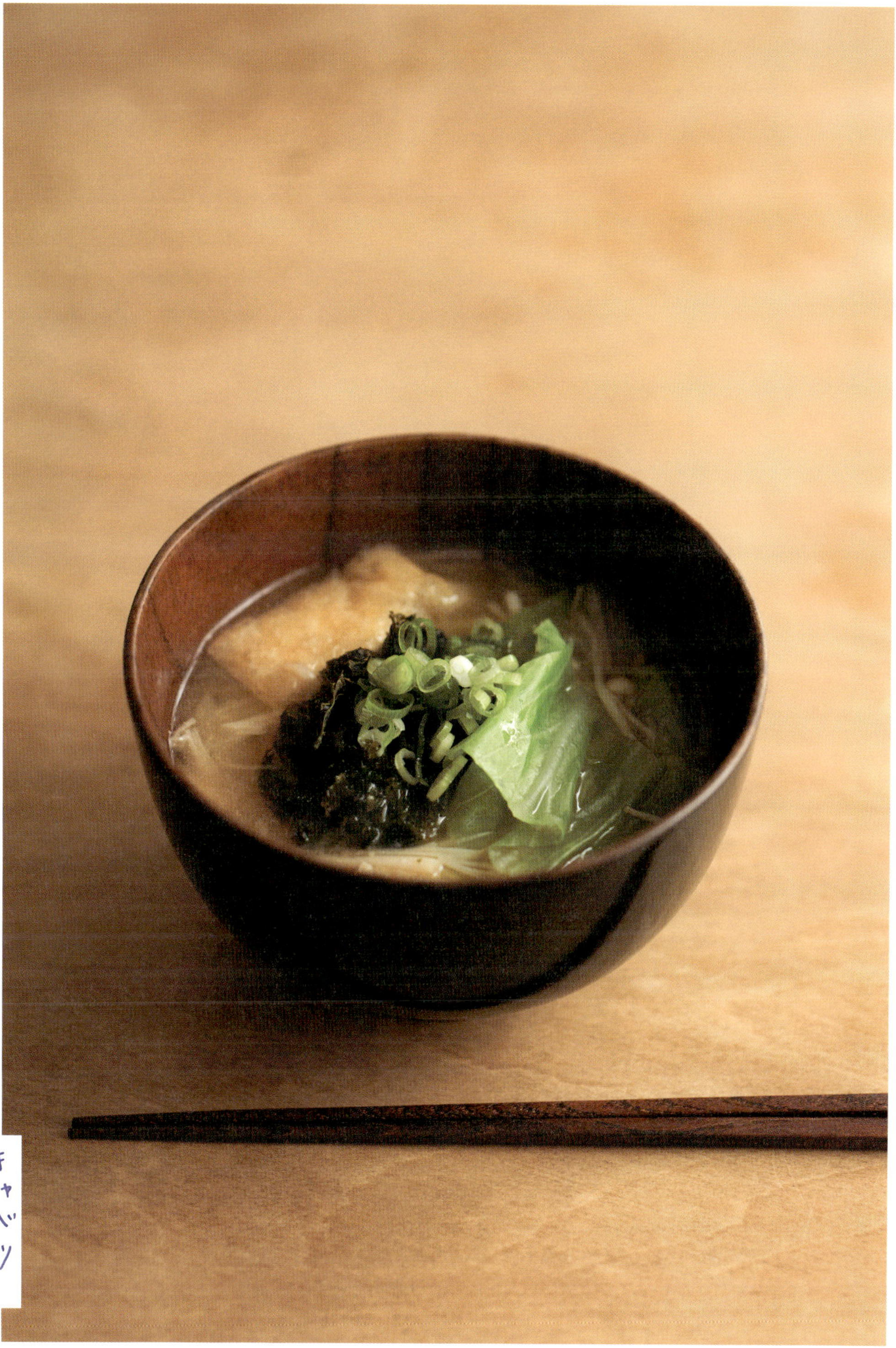

キャベツ

寒さで
固まった体を
ゆるめて
リラックス
させるスープ

ごま、にんにく、生姜の香りもお楽しみ

小松菜の中華スープ

材料（2人分）

小松菜 1/4束（50g）
長ねぎ 1/3本
干ししいたけ 1個
きくらげ（乾燥） 2枚
昆布だし* 約300ml
生姜（すりおろし） 小さじ1/3
にんにく（すりおろし） 小さじ1/5
塩 小さじ1/4
醤油 小さじ2
*干ししいたけのもどし汁と合わせて360ml用意する。

［薬味とトッピング］
ごま油（深煎り） 少量
白ごま（煎って軽くする） 適量

1 干ししいたけは水でもどして薄切りにし、もどし汁も取り置く。きくらげも水でもどして一口大に切る。小松菜は３cm長さに切る。長ねぎは３cm長さの細切りにする。

2 鍋に昆布だし、1の干ししいたけと干ししいたけのもどし汁、きくらげを入れて中火にかける。温まったら塩、醤油を加えて弱火にし、約5分煮る。

3 1の小松菜、長ねぎを加えてさっと煮て生姜、にんにくを加えて軽く混ぜる。器に盛ってごま油をたらし、白ごまをふる。

おいしさのひみつ
小松菜と長ねぎはさっと火を通してシャキシャキの状態で歯ざわりを楽しみます。香味野菜やごまで中華風にし、相性のよい干ししいたけのもどし汁で旨みを足してバランスを取ります。

小松菜

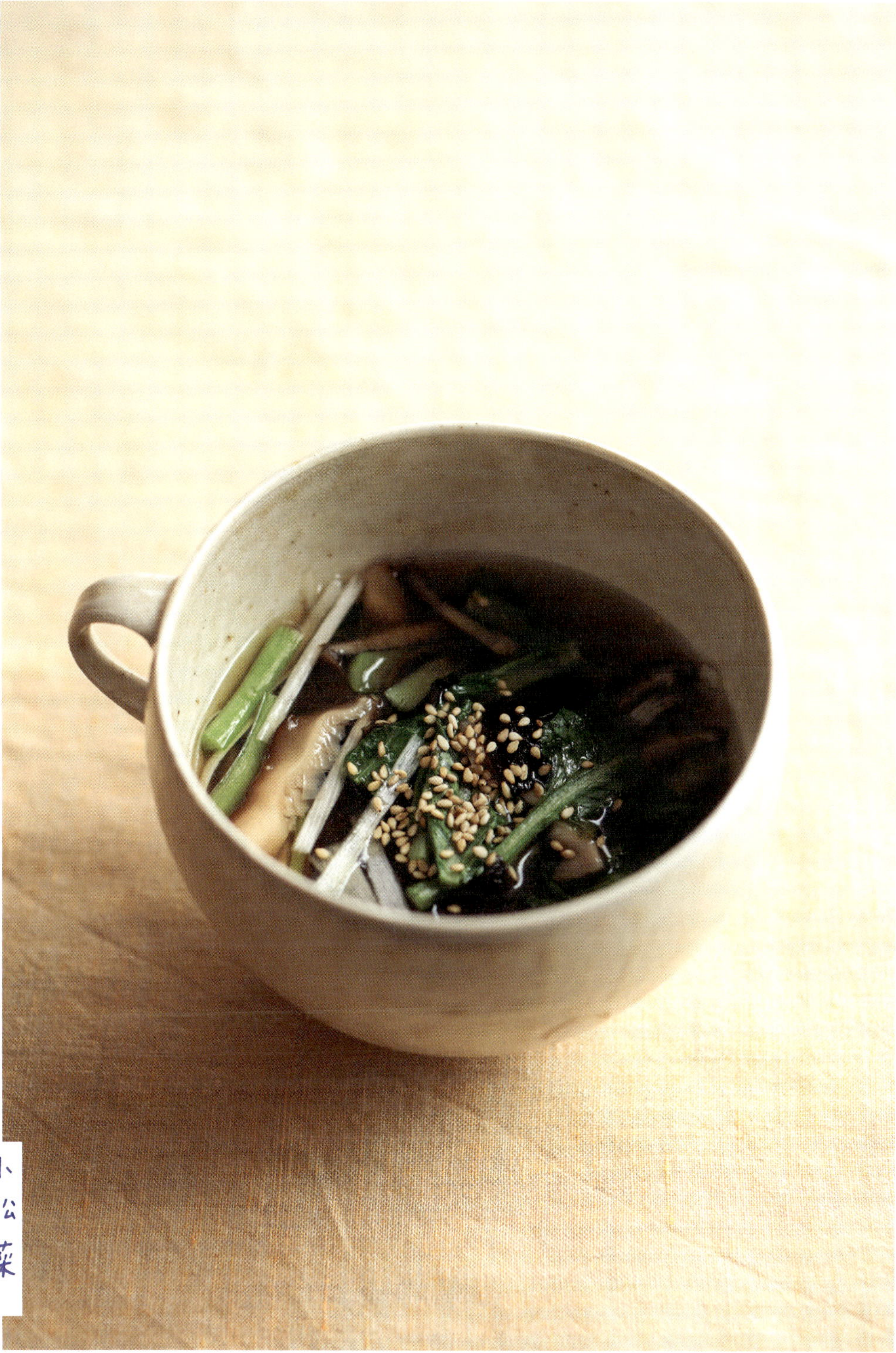

小松菜

寒さで
固まった体を
ゆるめて
リラックス
させるスープ

小松菜

小松菜と焼き油揚げの味噌汁

いつもの味噌汁が甘く香ばしい深い味わいに

材料（2人分）

小松菜　1/4束（50g）
玉ねぎ　1/2個
油揚げ　1/2枚
昆布だし　360ml
塩　ひとつまみ
味噌　大さじ1 1/2〜2

1　小松菜は3㎝長さに切る。玉ねぎは1㎝幅のくし形切りにする。油揚げは直火で両面を炙って短冊切りにする。

2　鍋に1の玉ねぎ、塩を入れ、昆布だしをひたひたに注いで蓋をし、弱火にかける。玉ねぎが柔らかくなったら残りの昆布だし、油揚げを加える。

3　温まったら味噌を溶き入れ、再び弱火にかける。1の小松菜を加えさっと煮て器に盛る。

おいしさのひみつ
シンプルな味噌汁ですが、玉ねぎの甘みをしっかり出す、油揚げを焼いて加えるといったひと手間で、甘みと香ばしさが際立って満足感を得られます。

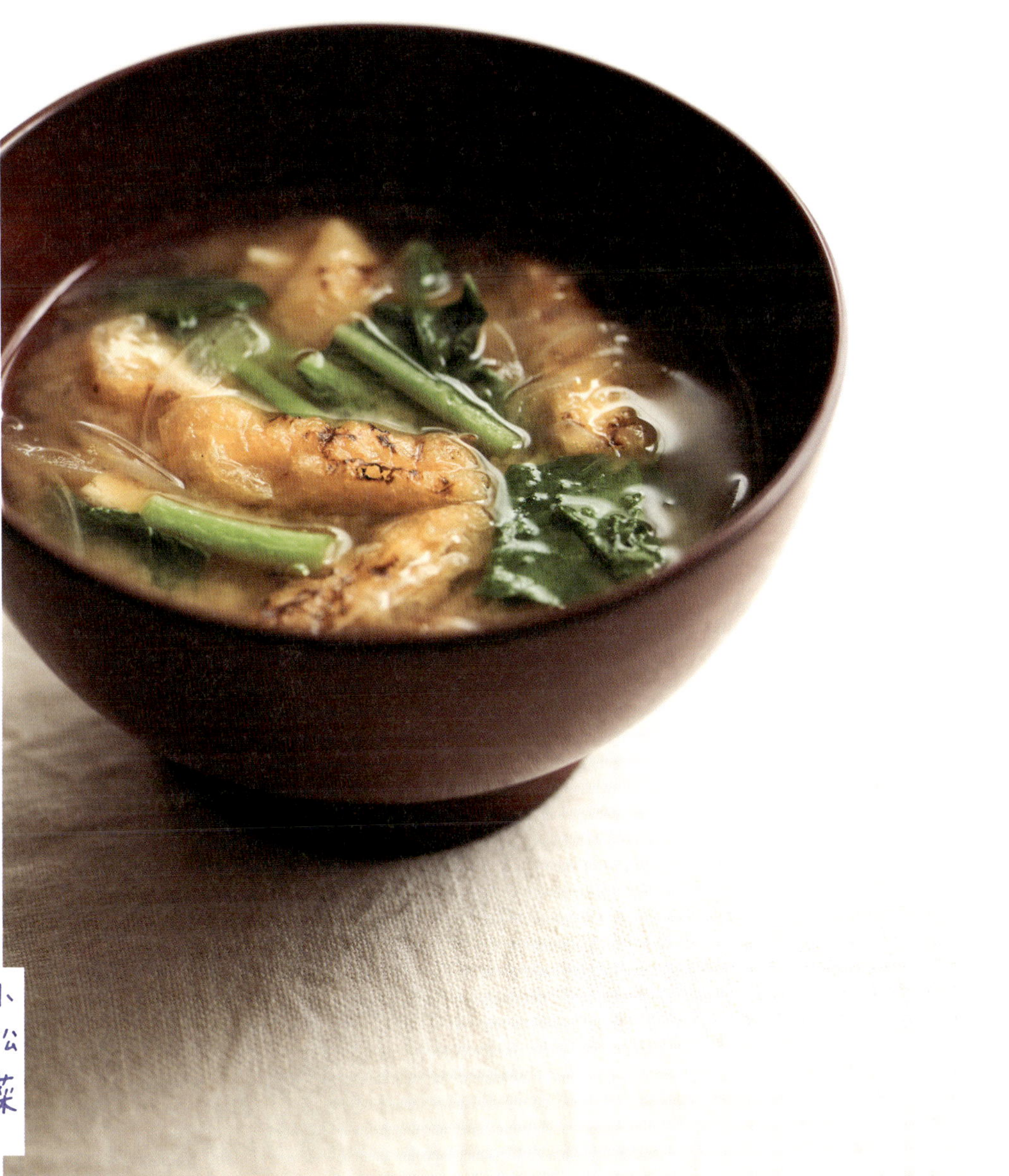

小松菜

自然の甘み「りんごの葛湯」で疲れを取ってリラックス

材料（作りやすい量）

りんごジュース（ストレートタイプ） 300ml
葛粉 大さじ1½
塩 ひとつまみ

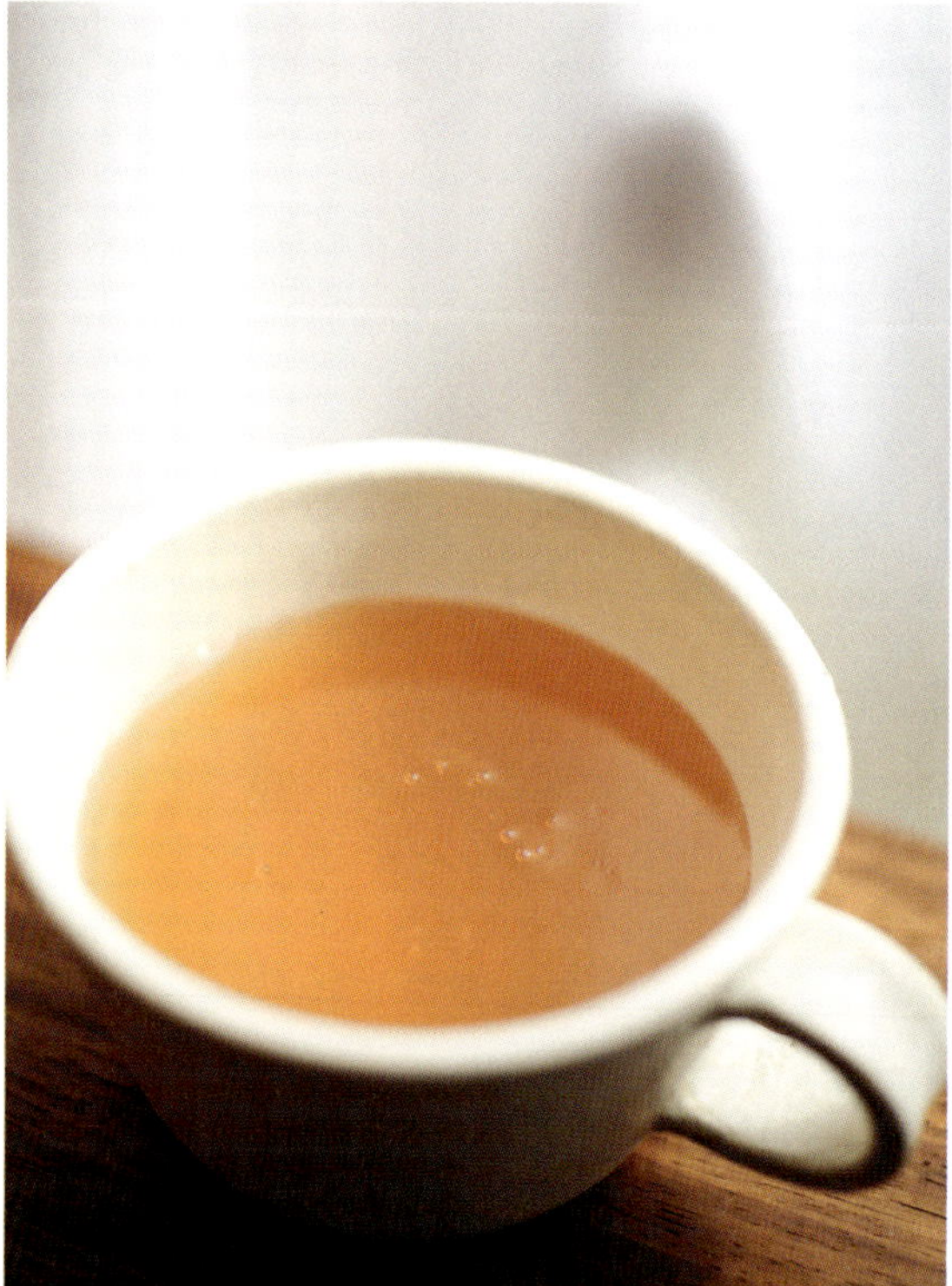

寒さが続くと体が縮こまって緊張状態となってこわばり、血液の循環も悪くなります。真冬には体をゆるめてリラックスすることも必要。そんなときは冷やす作用の多い果物のなかでも、体が冷えにくいりんごがおすすめ。疲れを取ったり、イライラをやわらげたりといった効果も期待できます。ここではりんごジュースで簡単にできる葛湯をご紹介します。仕上げにシナモンや生姜の薄切りを入れてもおいしいですよ。りんごジュースは砂糖を加えていないストレート果汁をお使いください。

作り方

1 鍋にすべての材料を入れ、へらで混ぜながら葛粉をよく溶かす。

2 中弱火にかけてよく混ぜながら温め、ふつふつとしてきたら弱火にし、約3分煮る。

第三章
暖かい季節のスープ

暖かくなるにつれ
体も心も動きはじめます。
不調の出やすい春、暑さが厳しい夏
ととのえるスープで
上手に乗り切りましょう。

春のこと

芽生えの時季。立春を境に張り詰めていた空気が穏やかになり、
体の中でも少しずつ春の準備がはじまります。
代謝がよくなるので、体の中にたまった余計なものを排出する
「毒出しの季節」といわれています。
花粉症や春の風邪はその代表的な症状。
イライラやストレスが出やすい時期でもあります。
緑の中を散歩するなど有酸素運動で、
新鮮な空気をたっぷり取り込み、巡りをよくすると
心の安定にもつながります。日が長くなってくるので、
少しずつ早起きを心がけましょう。
春の終わりは気温が上がりはじめ、日差しが強くなり乾燥します。
新鮮な野菜や果物から水分を補給するのがおすすめ。
この時期、適度な運動で新陳代謝を促進することも大切です。
生活の変化が多い時期でもあるので、
がんばりすぎず、リラックスできるように心がけましょう。

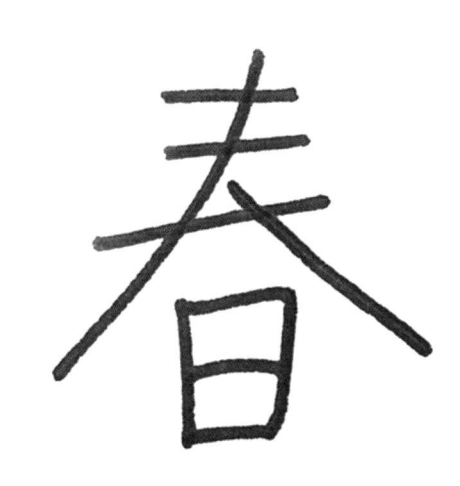

春

玉ねぎ ↓P.78／80

クレソン ↓P.81

菜の花 ↓P.82

グリーンピース ↓P.84

春に食べたいもの

冬の間にたまった毒素を排出しましょう。

毒素を出して巡りをよくする働きがある苦みや香りのある春野菜や山菜が出回りはじめるので、少しずつ取り入れましょう。

「**新玉ねぎ**、**クレソン**、**菜の花**、**グリーンピース**、**せり**、**三つ葉**、**うど**、セロリ、ふきのとう、たらの芽」を。

ストレスも和らげてくれます。

中でも苦い野菜をとると胆汁が多く分泌され、その力で冬の間に蓄えた皮下脂肪が排出されやすくなります。

また、発酵食品も新陳代謝をよくして老廃物や有害物質の分解、排出を助けます。

せり ↓P.86／87

三つ葉 ↓P.88

うど ↓P.90

夏のこと

初夏のすがすがしい気候のあと、
じめじめとした湿度の高い梅雨がやってきます。
湿度が高いと汗が出にくく、体が重くてだるくなりがち。
「湿」の影響で消化機能が低下しやすいので、
冷たいもの、脂っこいもの、甘いものはほどほどにして、
消化のよい食事を心がけながら湿を取る野菜をとりましょう。
体の水分バランスを保つ食材をとることも必要です。
真夏は一年で最も体が軽く、心身ともに元気な季節。
たくさん汗をかいて新陳代謝をよくすると、
体調をくずしにくくなります。また夏に新陳代謝を促して
老廃物を排出することで、秋冬に元気に過ごせるようになります。
その反面、猛暑で体力を消耗することや、
クーラーで冷えすぎることも。体を温める食材をとる、
ゆっくりお風呂に入るなどの工夫をしてください。

夏

春キャベツ ↓P.92・94

新じゃがいも ↓P.96

とうもろこし ↓P.98／100

冬瓜 ↓P.108／110

夏に食べたいもの

汗をかきにくい時期や
真夏に空調のきいた部屋で過ごすことが多いときは
湿を取る野菜「**春キャベツ**、**新じゃがいも**、
とうもろこし、**冬瓜**」を積極的にとりましょう。
ほてりを解消して熱を冷ましながら、汗で失った水分を補うには
「**なす**、**ゴーヤー**、**冬瓜**、**きゅうり**、**トマト**、**レタス**、すいか」を
取り入れた食事を心がけます。
クーラーの冷えが気になるときは温める薬味
「生姜、長ねぎ、青じそ」で冷えすぎを防ぎましょう。

なす
↓ P.102／104

ゴーヤー
↓ P.106

きゅうり
↓ P.112／114

トマト
↓ P.115／116

レタス
↓ P.118

毒素を出して巡りをよくするスープ

体の巡りをスムーズにするとたまったものが排出されます。

塩麹で味を決めるシンプルなスープです

丸ごと玉ねぎのスープ

玉ねぎ

材料(2人分)

小玉ねぎ　4〜6個
昆布だし　400ml
ローリエ　1枚
塩　ひとつまみ
塩麹　小さじ1/2

[薬味とトッピング]

オリーブ油　適量
黒こしょう　適量

1　鍋に小玉ねぎを入れて昆布だしをかぶるくらいに注ぎ、ローリエ、塩を加える。蓋をして弱火にかけ、20〜30分ゆっくり煮る。

2　玉ねぎに竹串がすーっと通ったら火を止め、粗熱が取れるまで冷ます。

3　再び火にかけて温め、塩麹を加える。器に盛ってオリーブ油をたらし、黒こしょうをふる。

おいしさのひみつ

玉ねぎと昆布だしだけのシンプルなスープには、相性がよく、塩気と旨みをプラスする塩麹を用いると味が決まりやすくなります。また一度冷ますことで、より旨みが引き出されます。小玉ねぎは大きさによって個数を調整してください。

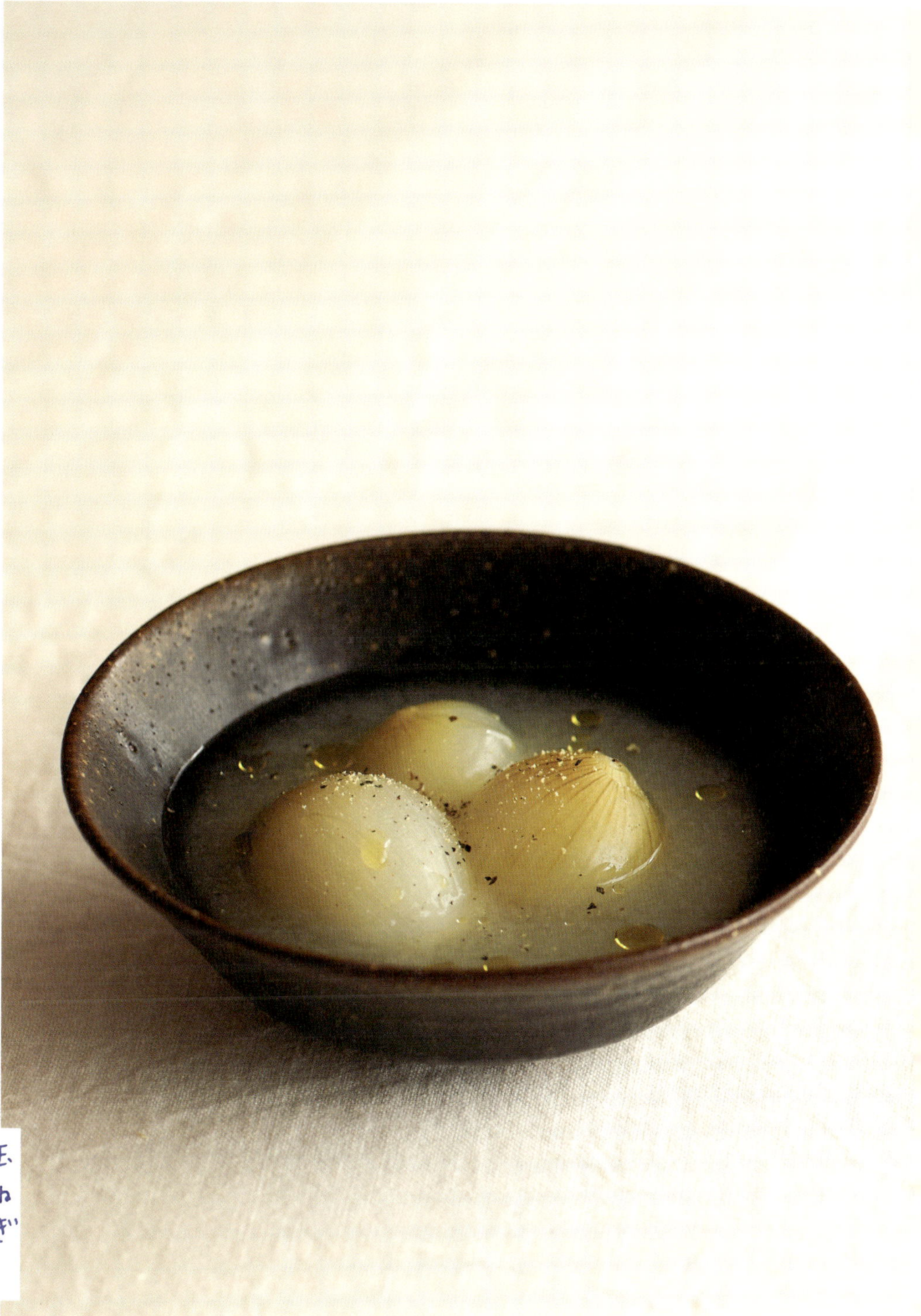

玉ねぎ

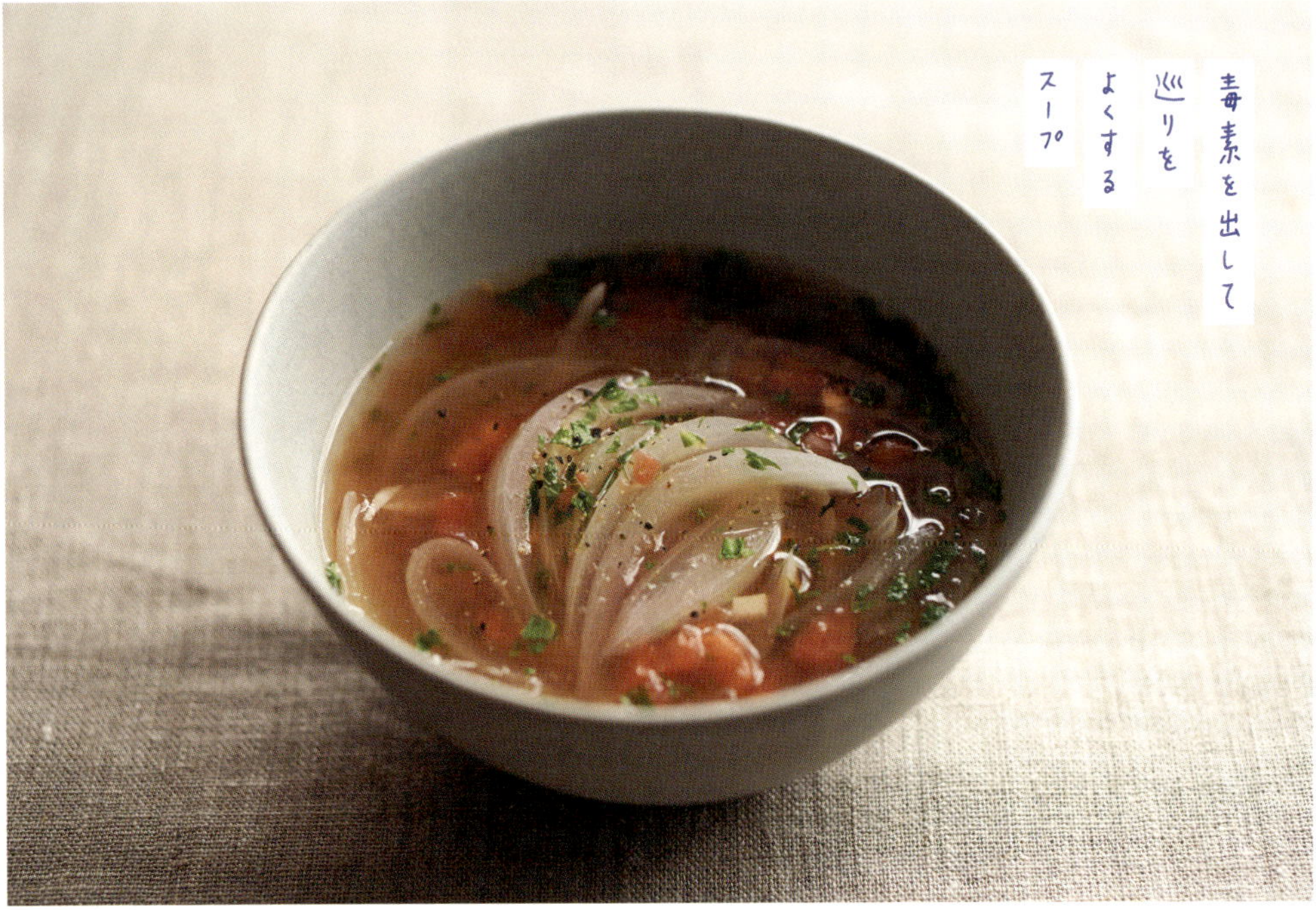

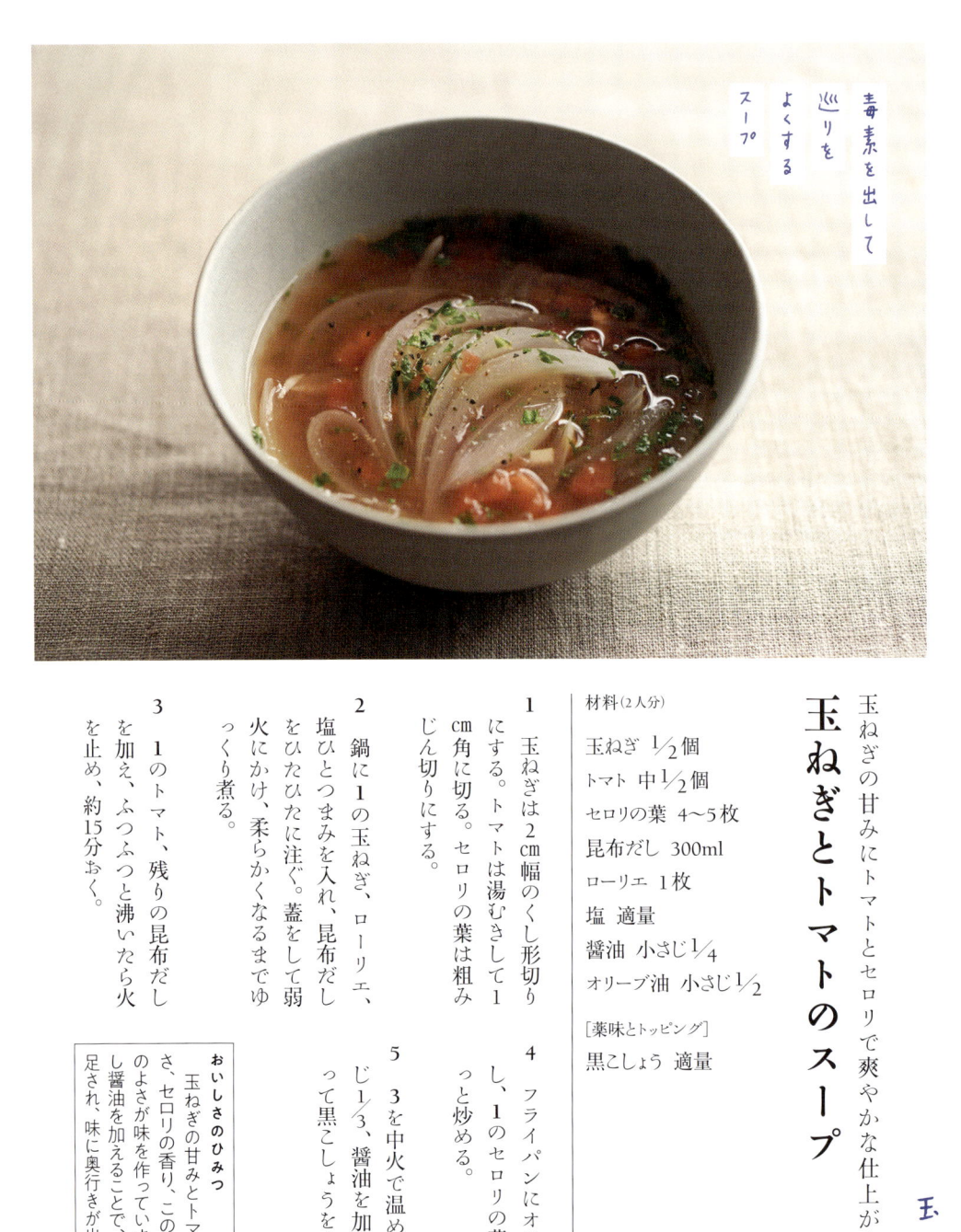

玉ねぎ

玉ねぎの甘みにトマトとセロリで爽やかな仕上がり

玉ねぎとトマトのスープ

材料（2人分）

玉ねぎ 1/2個
トマト 中1/2個
セロリの葉 4〜5枚
昆布だし 300ml
ローリエ 1枚
塩 適量
醤油 小さじ1/4
オリーブ油 小さじ1/2

［薬味とトッピング］
黒こしょう 適量

1 玉ねぎは2cm幅のくし形切りにする。トマトは湯むきして1cm角に切る。セロリの葉は粗みじん切りにする。

2 鍋に1の玉ねぎ、ローリエ、塩ひとつまみを入れ、昆布だしをひたひたに注ぐ。蓋をして弱火にかけ、柔らかくなるまでゆっくり煮る。

3 1のトマト、残りの昆布だしを加え、ふつふつと沸いたら火を止め、約15分おく。

4 フライパンにオリーブ油を熱し、1のセロリの葉を中火でさっと炒める。

5 3を中火で温め、4、塩小さじ1/3、醤油を加える。器に盛って黒こしょうをふる。

おいしさのひみつ
玉ねぎの甘みとトマトの甘酸っぱさ、セロリの香り、この3素材の相性のよさが味を作っています。ほんの少し醤油を加えることで、独特の旨みが足され、味に奥行きが出ます。

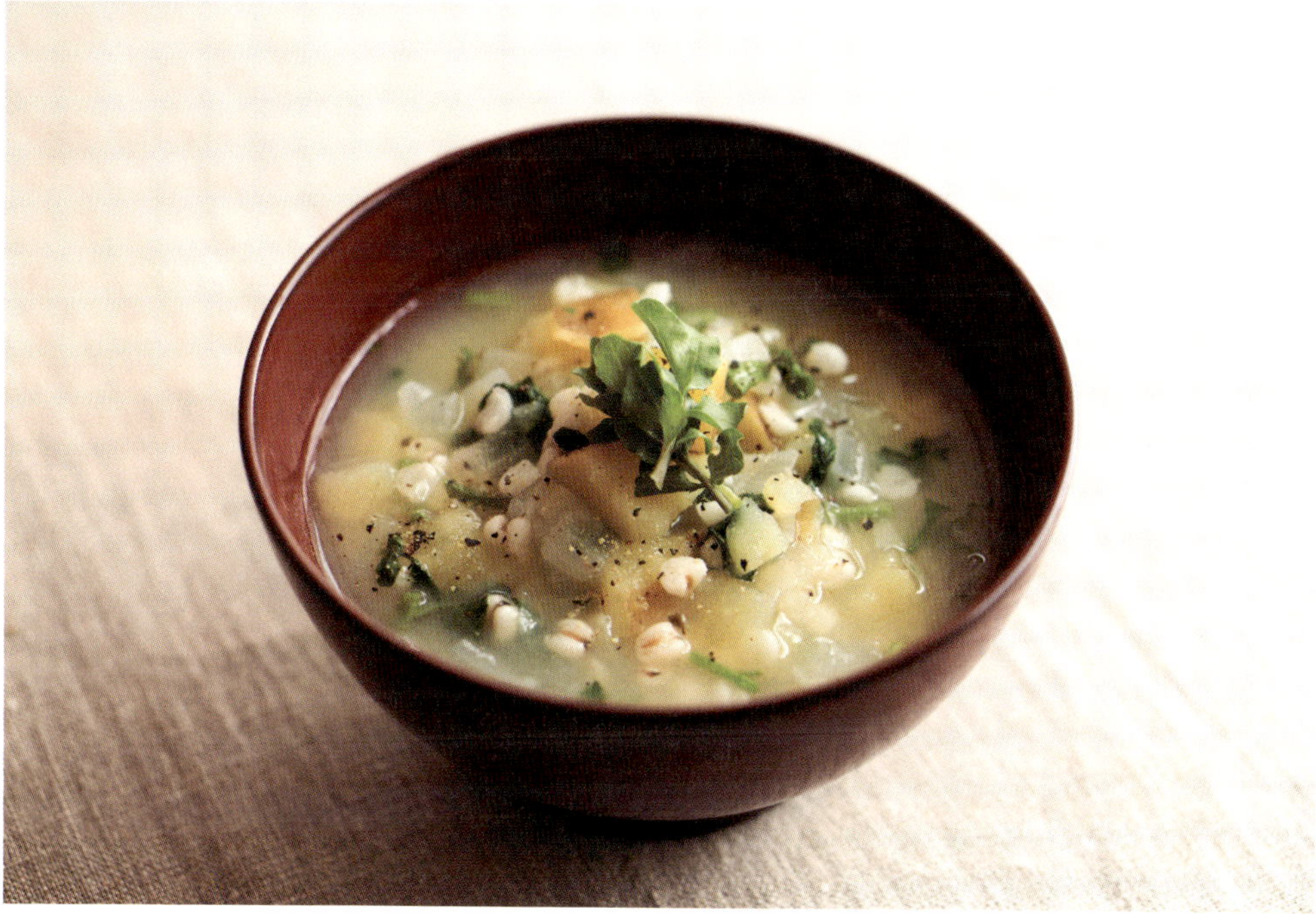

さっと火を通してクレソンのほろ苦さと香りを楽しむ

クレソンとじゃがいものスープ

材料(2人分)

クレソン 1/2束
じゃがいも 1個(約150g)
玉ねぎ 1/2個
にんにく(みじん切り) 小さじ1/2
はと麦* 大さじ3
昆布だし 400ml
ローリエ 1枚
塩 適量
オリーブ油 小さじ1/2

*はと麦はたっぷりの水に約30分つけて水気をきる。

[薬味とトッピング]
黒こしょう 適量

1 はと麦を鍋に入れ、たっぷりの水(分量外)、塩ひとつまみを加えて中火で柔らかくなるまで20〜30分ゆでる。

2 クレソンは3cm長さに、じゃがいもは1.5cm角に切る。玉ねぎは粗みじん切りにする。

3 鍋にオリーブ油、にんにくを入れて弱火にかける。香りが立ったら2の玉ねぎ、塩ひとつまみを加えてしんなりするまで炒める。

4 2のじゃがいも、ローリエを加えて昆布だしをひたひたに注ぎ、蓋をして弱火で柔らかくなるまで煮る。

5 残りの昆布だし、1を加え、温まったら塩小さじ1/4、2のクレソンを加える。器に盛って黒こしょうをふる。

おいしさのひみつ
クレソンのほろ苦さを引き立てるのは玉ねぎの甘み。解毒作用のあるはと麦は満足感もあり、食事スープにおすすめです。

クレソン

毒素を出して
巡りを
よくする
スープ

菜の花

菜の花とじゃがいものごま味噌汁

春のみずみずしい野菜を香ばしいごまで風味豊かに

材料（2人分）

菜の花　3〜5本
新じゃがいも　小2個
新玉ねぎ　$\frac{1}{2}$個
昆布だし　360ml
塩　ひとつまみ
味噌　大さじ2
白ごま　小さじ1

1　新じゃがいもは一口大に切る。新玉ねぎは1㎝幅のくし形切りにする。菜の花はさっとゆでて食べやすい長さに切る。白ごまは煎ってからする。

2　鍋に1の新じゃがいも、新玉ねぎ、塩を入れて昆布だしをひたひたに注ぐ。蓋をして弱火にかけ、柔らかくなるまでゆっくり煮る。

3　残りの昆布だしを加え、温まったら火を止めて味噌を溶き入れる。1の白ごまを加え、器に盛って菜の花を入れる。

おいしさのひみつ
水分が多い春野菜を、ごまの香ばしさやコクで味わい深く仕上げています。菜の花は一緒に煮るよりも、おひたしのような食感やほろ苦さを残すように後から添えて、特有の味をしっかり感じられるようにします。

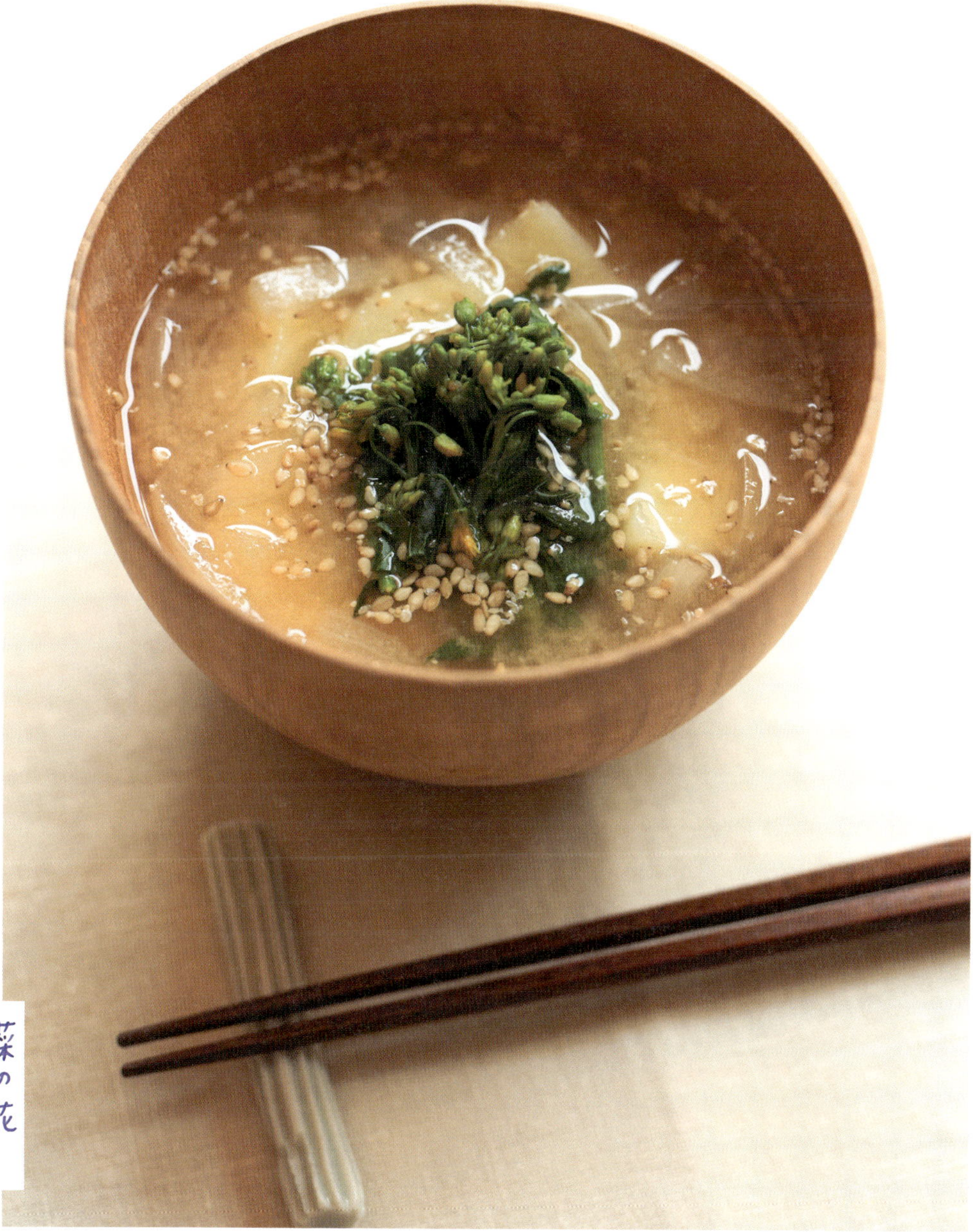

菜の花

毒素を出して
巡りを
よくする
スープ

グリーンピース

さやつきの豆が手に入るこの時期だけのお楽しみ

グリーンピースのポタージュ

材料（2人分）

グリーンピース（さや付きのもの。豆のみ） 約100g
玉ねぎ 1個
えのきたけ 30g
昆布だし 200ml
豆乳 50ml
塩 適量
ごま油（太白） 小さじ1/2

1 グリーンピースはさやからはずしてゆでる。玉ねぎは薄切りにする。えのきたけは根元を切り落として1㎝長さに切る。

2 鍋にごま油を熱し1の玉ねぎ、塩ひとつまみを入れてしんなりするまで弱火で炒める。えのきたけを加え、昆布だしをひたひたに加えて蓋をし、ゆっくり火を通す。

3 火を止めて1のグリーンピースを飾り用に少量取り置いて加え、ハンドブレンダーでなめらかにする。

4 残りの昆布だし、豆乳を加えて弱火にかけ、混ぜながら沸騰直前まで温める。塩小さじ1/4を加え、器に盛って3で取り置いたグリーンピースを飾る。

おいしさのひみつ
豆特有のコクに、えのきたけや玉ねぎで旨みと甘みを足しています。乳製品の代わりに、野菜と豆乳でまろやかさを出します。

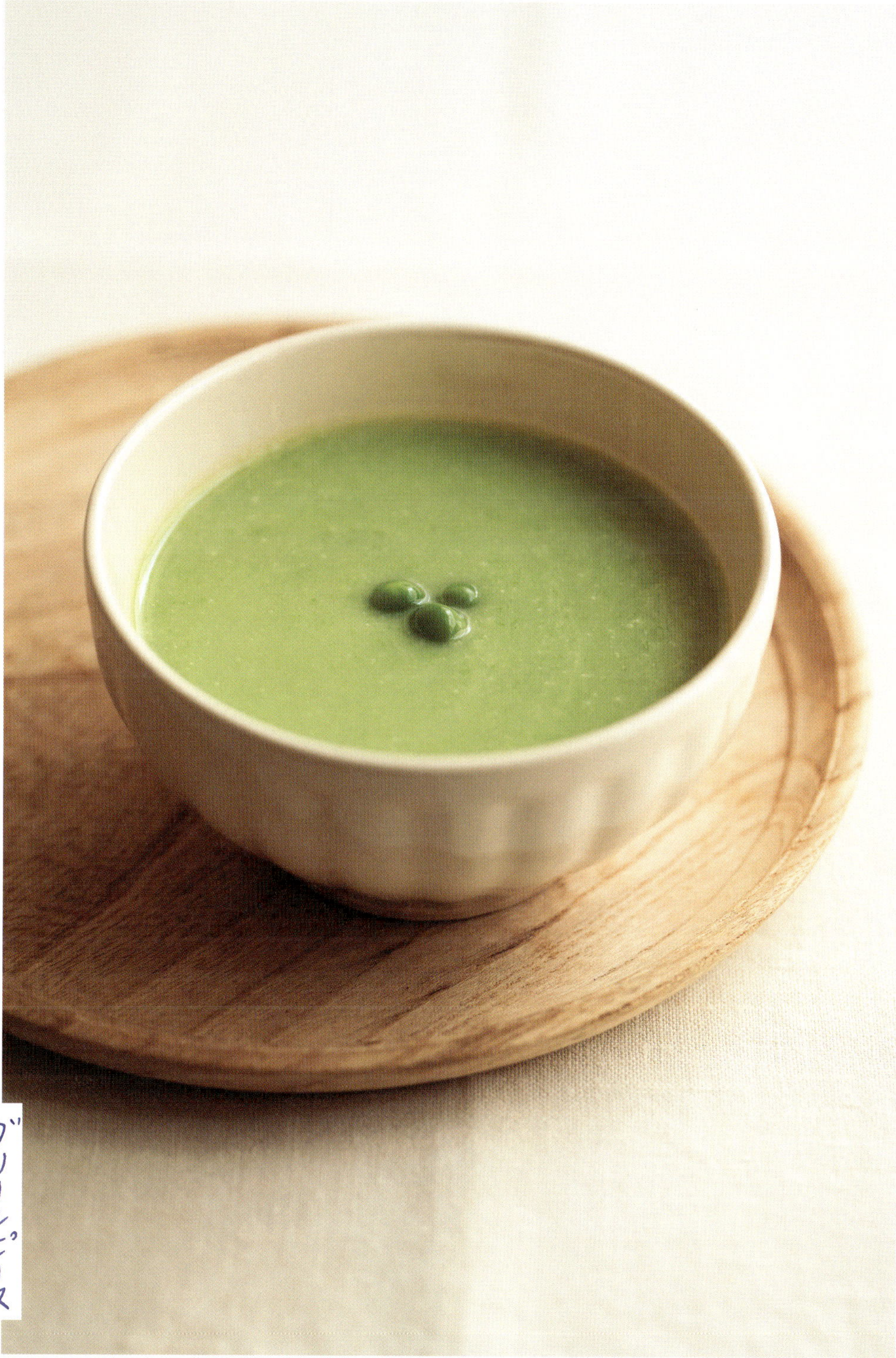

グリーンピース

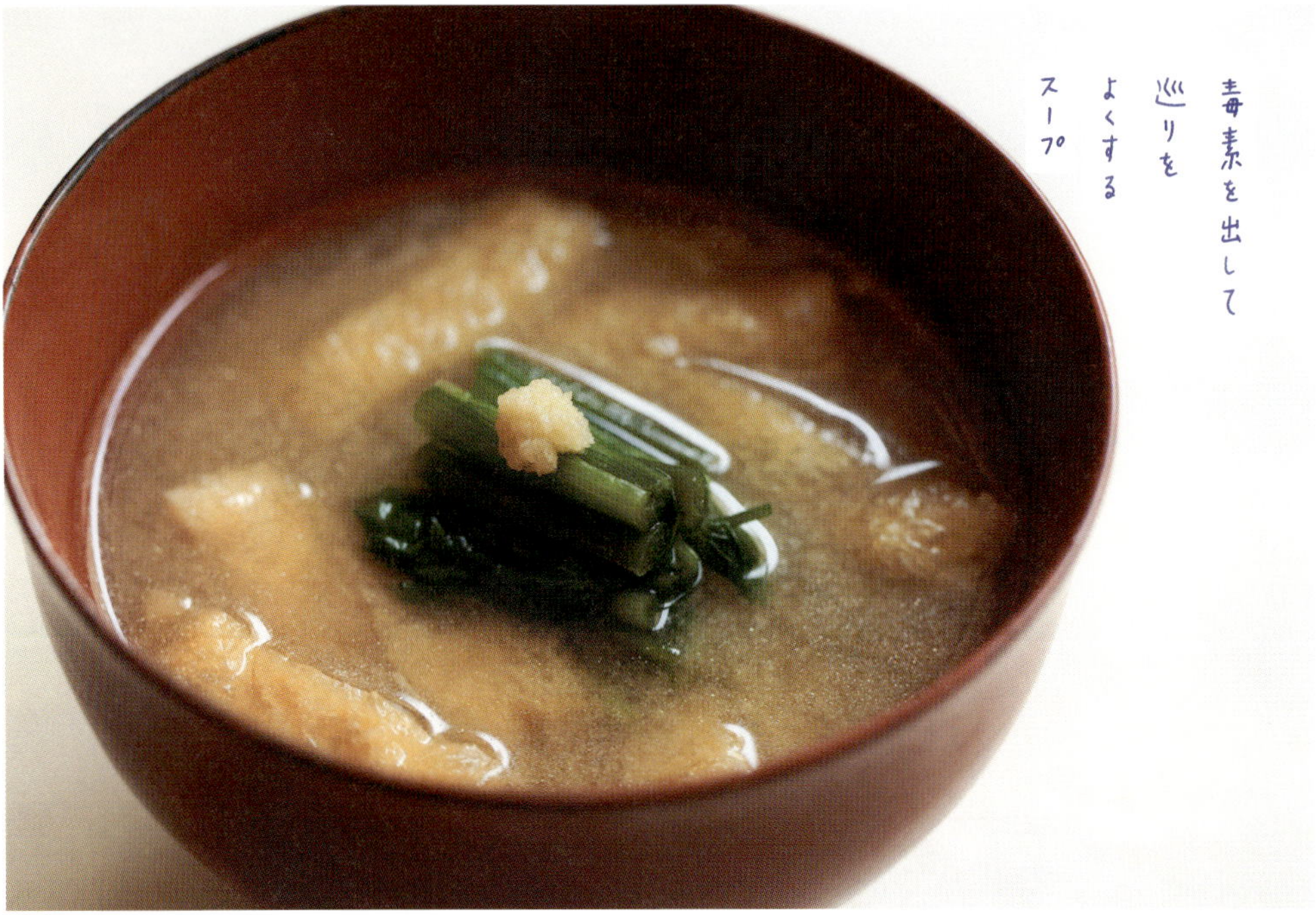

せり

せりを手軽に食べるならいつもの味噌汁に

せりと油揚げの味噌汁

材料（2人分）

せり $\frac{1}{2}$束
油揚げ $\frac{1}{3}$枚
えのきたけ 40g
昆布だし 360ml
塩 ひとつまみ
味噌 大さじ$1\frac{1}{2}$〜2

［薬味とトッピング］
生姜（すりおろし） 少量

1 せりはさっとゆでて軽く水気を絞り、3㎝長さに切る。えのきたけは根元を切り落とし、3等分にする。油揚げは熱湯で油抜きし、短冊切りにする。

2 鍋に1のえのきたけ、塩を入れて昆布だしをひたひたに注ぐ。蓋をして弱火にかけて火を通す。

3 残りの昆布だし、1の油揚げを加えて温め、ふつふつ沸いたら火を止めて味噌を溶き入れる。器に盛ってせりを入れ、生姜をのせる。

おいしさのひみつ
せりのシャキシャキとした食感と爽やかな後味を楽しめるように、別ゆでして最後に添えています。春野菜特有の香りに生姜を合わせ、いつもの味噌汁が印象的な味になります。

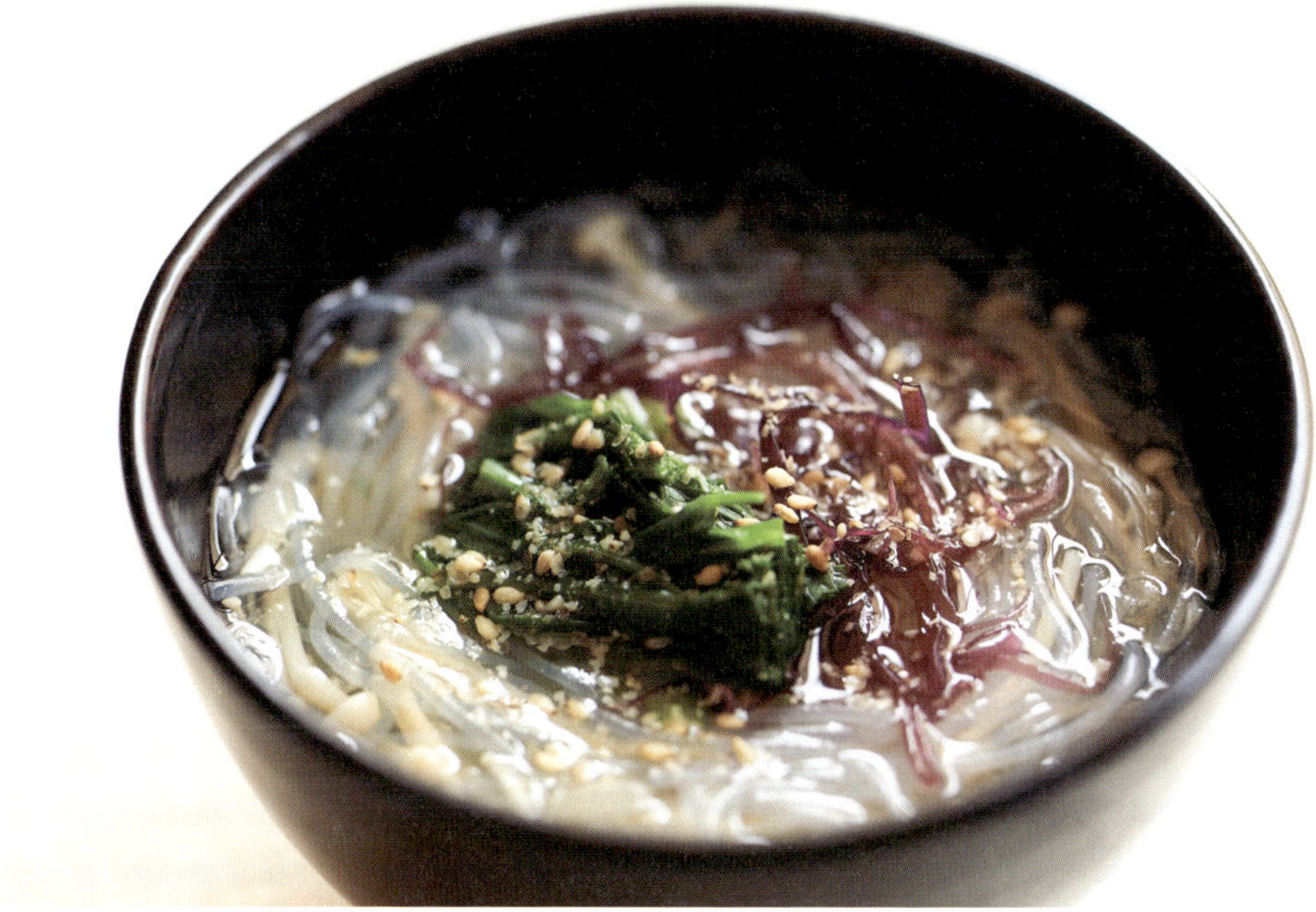

春雨やごまで中華風のさっぱりスープに

せりと春雨のごまスープ

材料（2人分）

せり　½束
春雨（乾燥）　15g
ふのり（乾燥）*　3g
新玉ねぎ　½個
えのきたけ　40g
昆布だし　400ml
塩　適量
醤油　小さじ2

*味噌汁、刺身のつま、海藻サラダなどによく使われる海藻の一種。なければわかめなどの海藻で代用可。

［薬味とトッピング］
白ごま　小さじ1

1　せりはさっとゆでて2㎝長さに切る。春雨は表示通りにもどしてゆでる。新玉ねぎは薄切りにする。えのきたけは根元を切り落として2等分にする。ふのりは水でもどして軽く絞る。白ごまは煎って粗くする。

2　鍋に1の新玉ねぎ、えのきたけ、塩ひとつまみを入れ、昆布だしをひたひたに注ぐ。蓋をして弱火でゆっくり柔らかくなるまで煮る。

3　残りの昆布だしを加えてひと煮立ちさせ、1の春雨、塩少量、醤油を加える。器に盛って1のせり、ふのりを入れ、白ごまをふる。

おいしさのひみつ
せりのほろ苦さが生きるように、さっぱりとしたスープを意識しました。春雨と海藻で異なる食感と食べ応えを出しています。

せり

毒素を出して
巡りを
よくする
スープ

三つ葉

薬味の三つ葉を主役に、香りのよい春の汁物

三つ葉と生湯葉のすまし汁

材料（2人分）

三つ葉 1/2束
生湯葉 100g
干ししいたけ 2〜3個
昆布だし 約200ml*
醤油 大さじ1
みりん 小さじ2

*干ししいたけのもどし汁と合わせて360ml用意する。

1 干ししいたけは200mlの水（分量外）でもどして薄切りにし、もどし汁は取っておく。三つ葉は3cm長さに切る。生湯葉は一口大に切る。

2 鍋に昆布だし、1の干ししいたけ、もどし汁を入れ、ふつふつと沸いてきたら醤油、みりんを加えて弱火で2〜3分煮る。

3 1の生湯葉を加えて軽く温め、器に盛って三つ葉を中央にのせる。

おいしさのひみつ

薬味に用いる三つ葉を、季節には主役に見立てます。火を入れず、最後に具としてたっぷりと添えて香りや食感を堪能してください。三つ葉はおすましによく使われますが、今回は茶碗蒸しのイメージで作りました。生湯葉のコクと干ししいたけの旨みでまろやかさを意識しています。

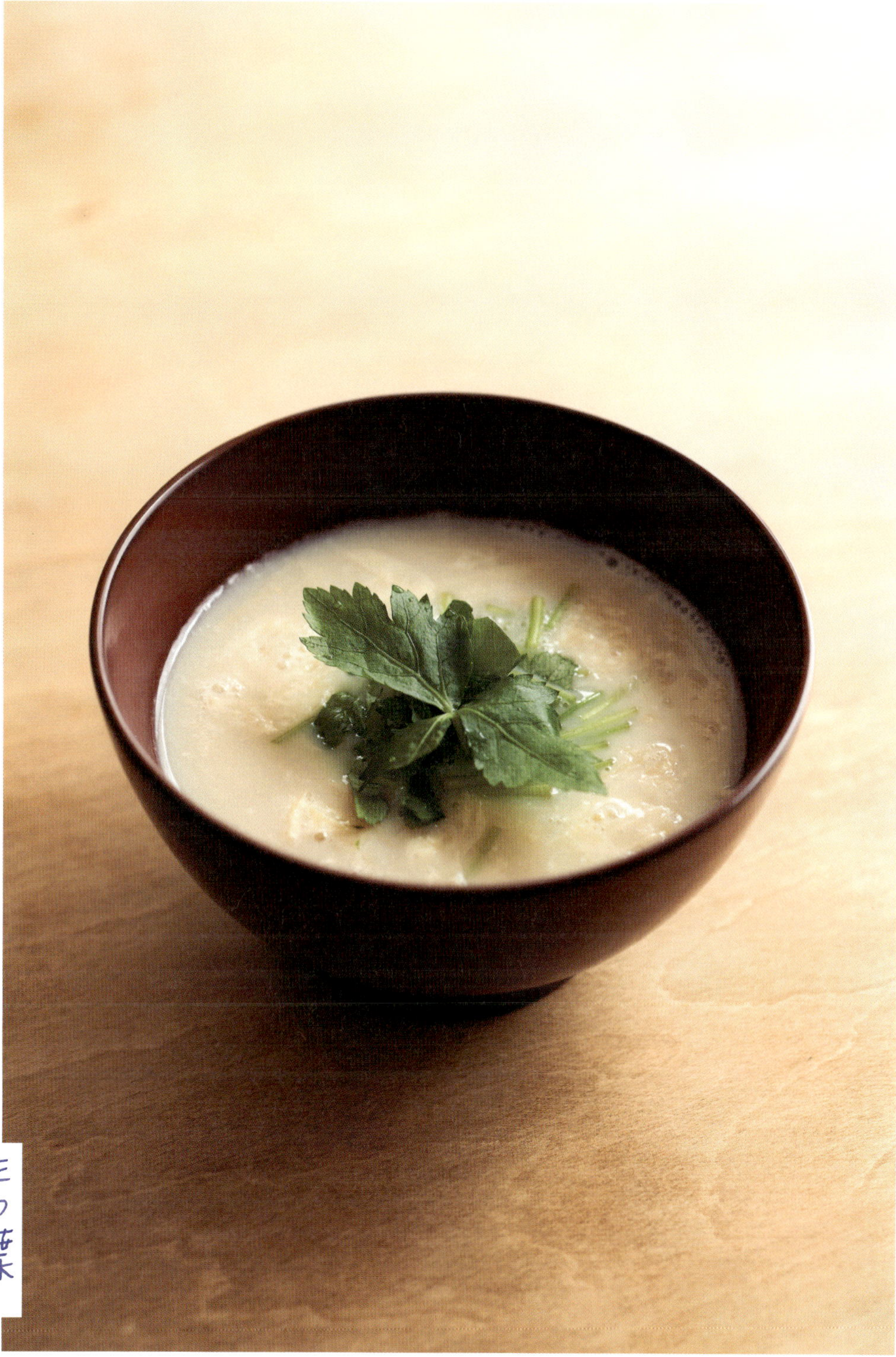

三つ葉

毒素を出して
巡りをよくする
スープ

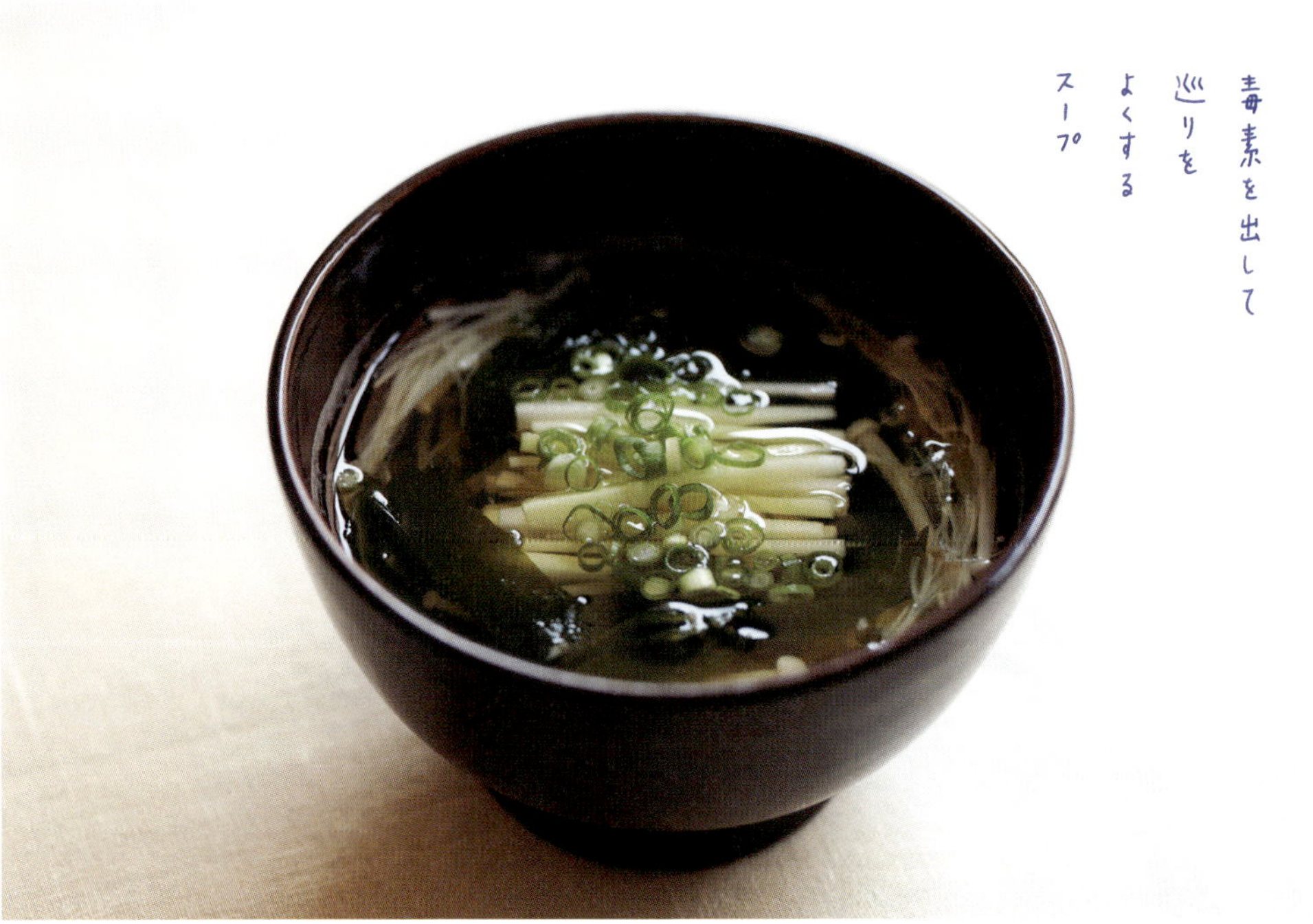

うど

春を感じるシャキシャキのうどとわかめで軽やかに

うどとわかめのおすまし

材料(2人分)

うど $\frac{1}{3}$本
えのきたけ 50g
わかめ(乾燥) 4g
昆布だし 400ml
塩 適量
醤油 小さじ$2\frac{1}{2}$

[薬味とトッピング]
小ねぎ(小口切り) 適量

1 うどは太めのせん切りにし、酢水にさらす。えのきたけは根元を切り落として3等分にする。わかめは水でもどして食べやすく切る。

2 鍋に1のえのきたけ、塩ひとつまみを入れ、昆布だしをひたひたに注いで蓋をし、弱火で火を通す。

3 残りの昆布だしを加えてひと煮立ちさせ、塩少量、醤油、1のわかめを加える。

4 器に盛って1のうどを中央に入れ、小ねぎをのせる。

おいしさのひみつ
食感を楽しむうどは一緒に煮ずに最後に合わせます。旨みはシンプルに昆布だしとえのきたけです。

香り野菜で巡りをよくしてイライラ解消

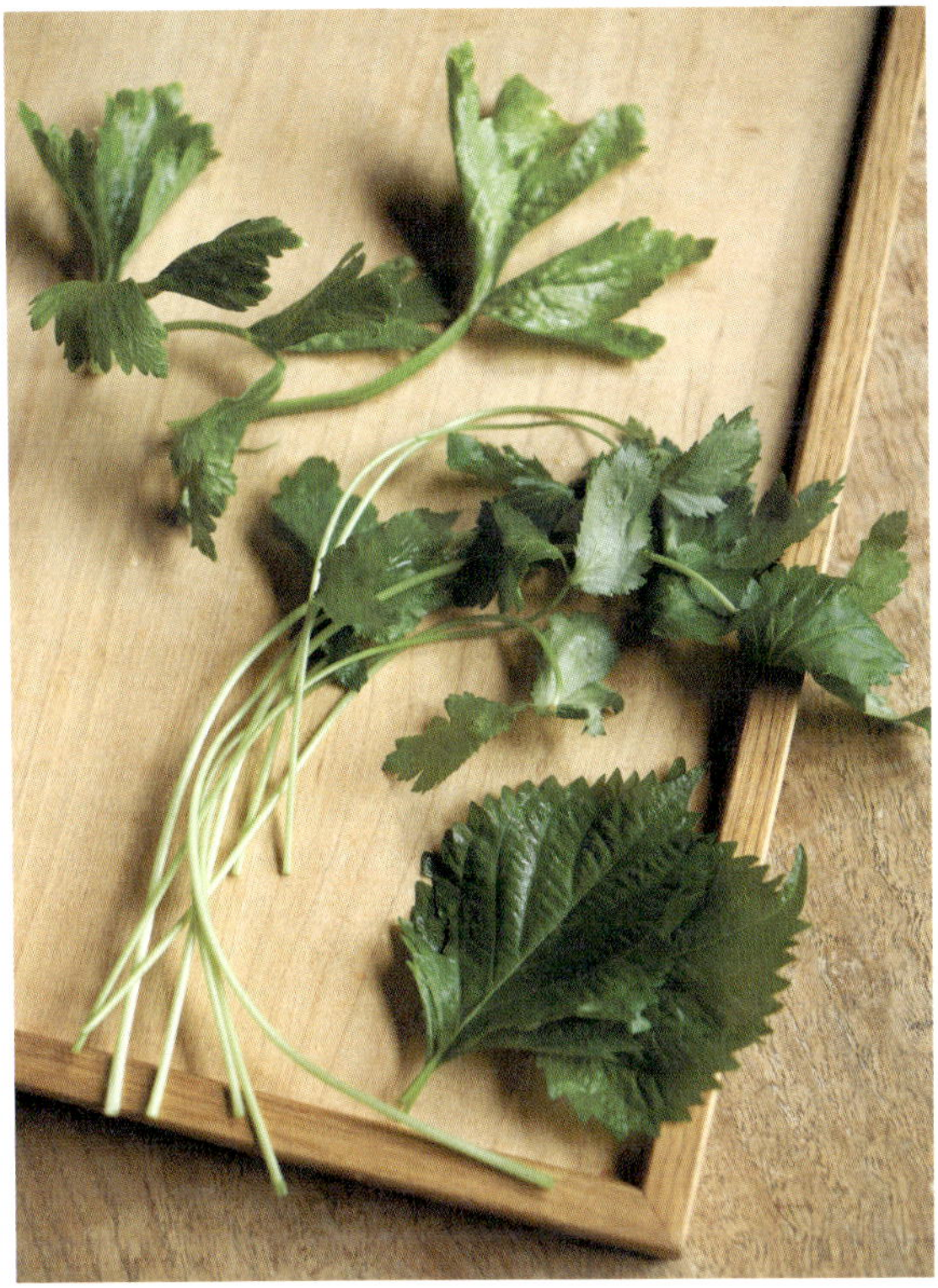

早春は「三寒四温」といわれ気温が変化しやすい時期。体は冬にため込んでいたものを排出しようとデトックスモードになり、花粉症や風邪の症状を起こしやすくなります。また、情緒不安定でイライラすることも。リラックスしてゆったりとした気分で過ごせるといいのですが、春は生活が変わりやすく、ストレスも多いのが現実です。

この時期は気の巡りをよくする香りのよい野菜やハーブを。ストレスが和らいで気持ちも安定します。セロリ、三つ葉、大葉、春菊、香菜のほか、ミントなどのハーブ類、柑橘類もおすすめです。薬味やトッピングにしたり、ハーブティーにしたりしてふだんの生活に取り入れましょう。

湿を取って
水分をためない
体になる
スープ

たまりがちな
水分を排出して
「だるくて重い体」を
スッキリ
させましょう。

春キャベツ

クミンの香りでキャベツがエキゾチックなスープに

焼きキャベツのクミンスープ

材料(2人分)

春キャベツ 2〜3枚
玉ねぎ 200g
長いも(皮付き) 120g
塩 適量
昆布だし 200ml
豆乳 大さじ2
ローリエ 1枚
クミンシード 小さじ1/3
オリーブ油 大さじ1

[薬味とトッピング]
黒こしょう 適量

1 春キャベツは一口大に切る。玉ねぎは薄切りにする。長いもは皮付きのまま3㎜厚さに切る。

2 鍋にオリーブ油半量を入れて弱火にかけ、1の玉ねぎ、塩ひとつまみを入れてしんなりと炒める。長いも、ローリエを加えて昆布だしをひたひたに注ぎ、蓋をして柔らかくなるまで煮て火を止める。

3 ローリエを取り出し、ハンドブレンダーでなめらかにする。残りの昆布だし、豆乳を加えて混ぜながら沸騰直前まで温め、塩小さじ1/4を加える。

4 フライパンに残りのオリーブ油、クミンシードを入れて弱火にかける。パチパチと音がしたら、1の春キャベツを中火で炒め、薄く焼き色がついたら塩少量をふって混ぜる。

5 器に3を入れて中央に4を山にして盛り、黒こしょうをふる。

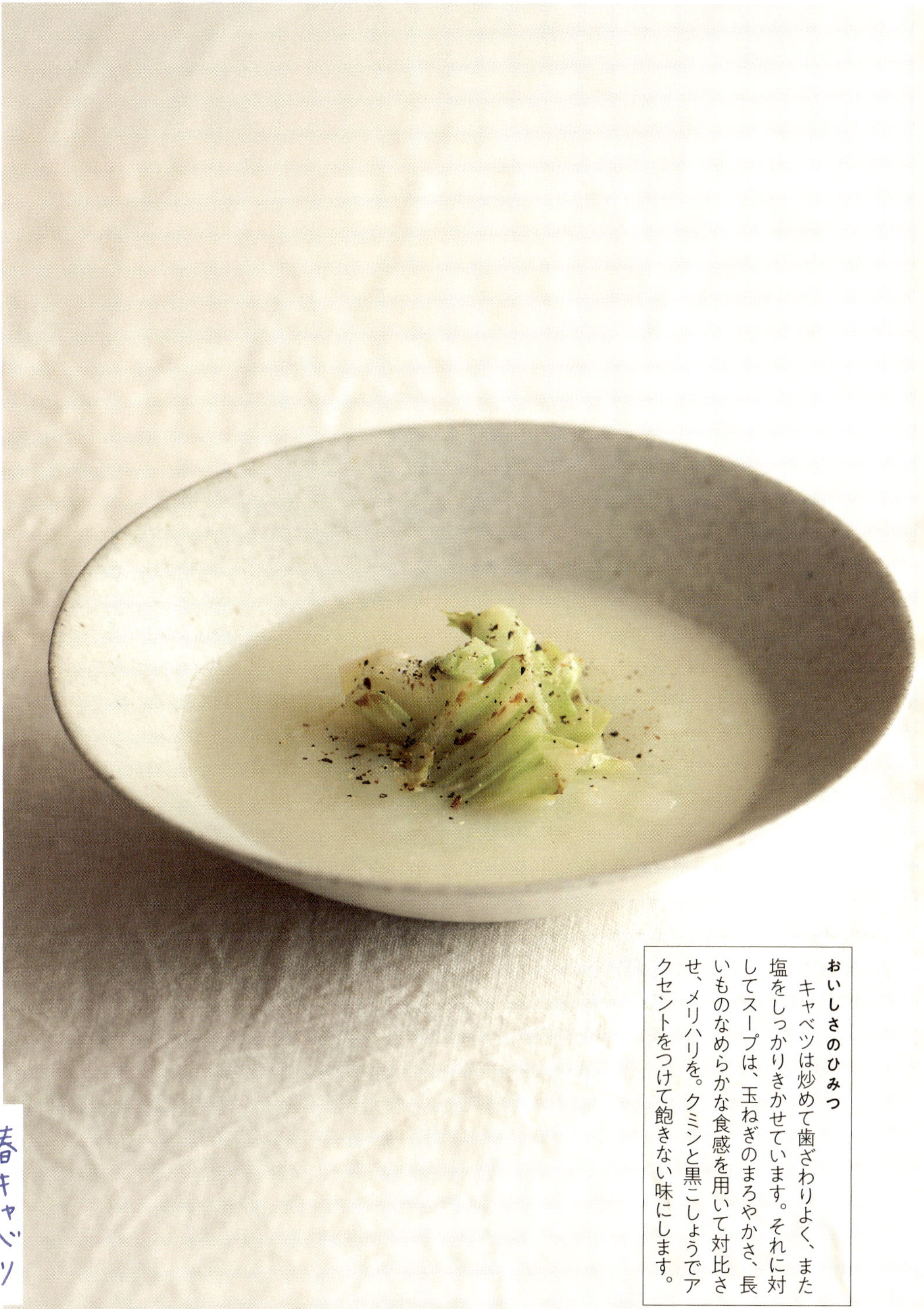

おいしさのひみつ

キャベツは炒めて歯ざわりよく、また塩をしっかりきかせています。それに対してスープは、玉ねぎのまろやかさ、長いものなめらかな食感を用いて対比させ、メリハリを。クミンと黒こしょうでアクセントをつけて飽きない味にします。

湿を取って
水分をためない
体になる
スープ

レモンの爽やかな香りですっきりとした後味です

キャベツのレモンポタージュ

材料(2人分)

春キャベツ 3枚
玉ねぎ 130g
じゃがいも 1/4個
えのきたけ 30g
昆布だし 300ml
ローリエ 1枚
塩 適量
A 塩 小さじ1/3
　レモンの皮(すりおろし) 1/2個分
オリーブ油 小さじ1

[薬味とトッピング]
春キャベツ(5mm幅に切る) 少量
オリーブ油 少量
黒こしょう 適量
レモンの皮(せん切り)、レモン汁 各少量

*レモンは国産の無農薬のものを使用。

1 春キャベツは一口大にちぎる。トッピング用の春キャベツはさっとゆでる。玉ねぎ、じゃがいもは薄切りにする。えのきたけは根元を切り落として1cm長さに切る。

2 鍋にオリーブ油を入れて弱火にかけ、1の玉ねぎ、塩ひとつまみを入れてしんなりと炒める。じゃがいも、えのきたけ、ローリエを加え、昆布だしをひたひたに注ぐ。塩ひとつまみを加えて蓋をし、柔らかくなるまでゆっくり煮る。

3 1の春キャベツを加え、きれいな緑色になったらすぐに火を止め、ローリエを取り出し、ハンドブレンダーでなめらかにする。

4 残りの昆布だしを加えて弱火にかけ、沸騰直前まで混ぜながら温める。Aを加えて混ぜる。

5 器に盛って1のトッピング用のキャベツをのせ、オリーブ油、黒こしょう、レモン汁をふり、レモンの皮をのせる。

おいしさのひみつ
春キャベツのやわらかな甘みを生かすのがレモンです。酸味というよりもさわやかな香りが目的なので、スープに混ぜるのは皮のみにします。

春キャベツ

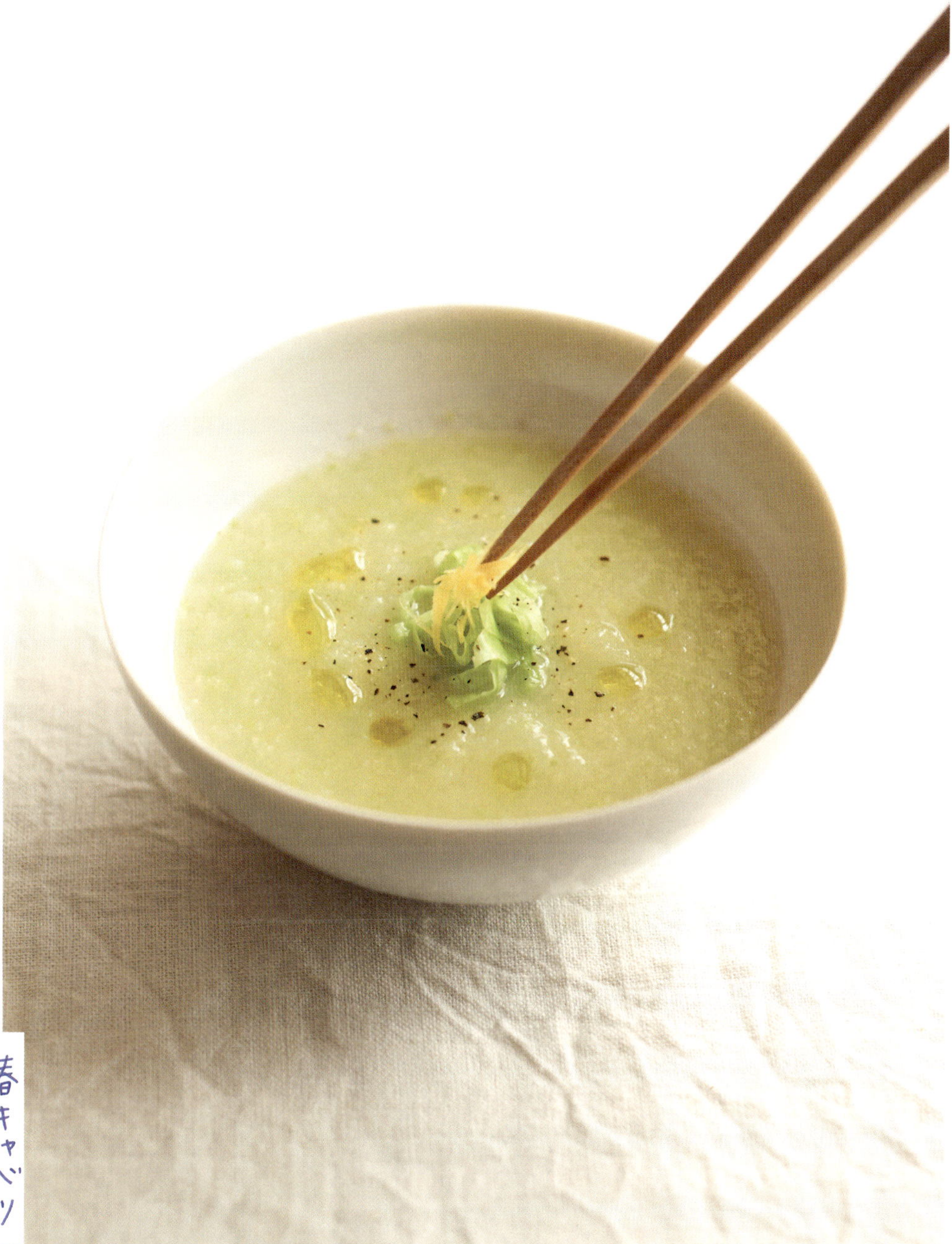

春キャベツ

新じゃがいも

湿を取って
水分をためない
体になる
スープ

体にすーっとなじむ素朴な味を楽しむ

じゃがいものすり流し

材料(2人分)

新じゃがいも 160g
玉ねぎ 60g
長ねぎ 1/2本
えのきたけ 30g
昆布だし 約300ml
ローリエ 1枚
豆乳 60ml
塩 適量
ごま油(太白) 小さじ1/2

[薬味とトッピング]
小ねぎ(小口切り) 少量

1 新じゃがいも、玉ねぎは薄切りにする。長ねぎは斜め薄切りにする。えのきたけは根元を切り落として3等分にする。

2 鍋にごま油を入れて弱火にかけ、1の玉ねぎ、長ねぎ、塩ひとつまみを入れてしんなりするまで炒める。えのきたけ、新じゃがいも、ローリエ、塩ひとつまみを加え、昆布だしをひたひたに注いで蓋をし、柔らかくなるまでゆっくり煮て火を止める。

3 ローリエを取り出してハンドブレンダーでなめらかにする。

4 残りの昆布だし、豆乳を加えて弱火で混ぜながら温め、濃度を調整して塩小さじ1/3を加える。器に盛って小ねぎをのせる。

おいしさのひみつ
じゃがいもをつぶしただけでは物足りないけれど、シンプルにじゃがいもの味わいを感じたい。そんなときは、玉ねぎ、長ねぎ、えのきたけで旨みに幅を持たせてじゃがいものおいしさを立たせます。

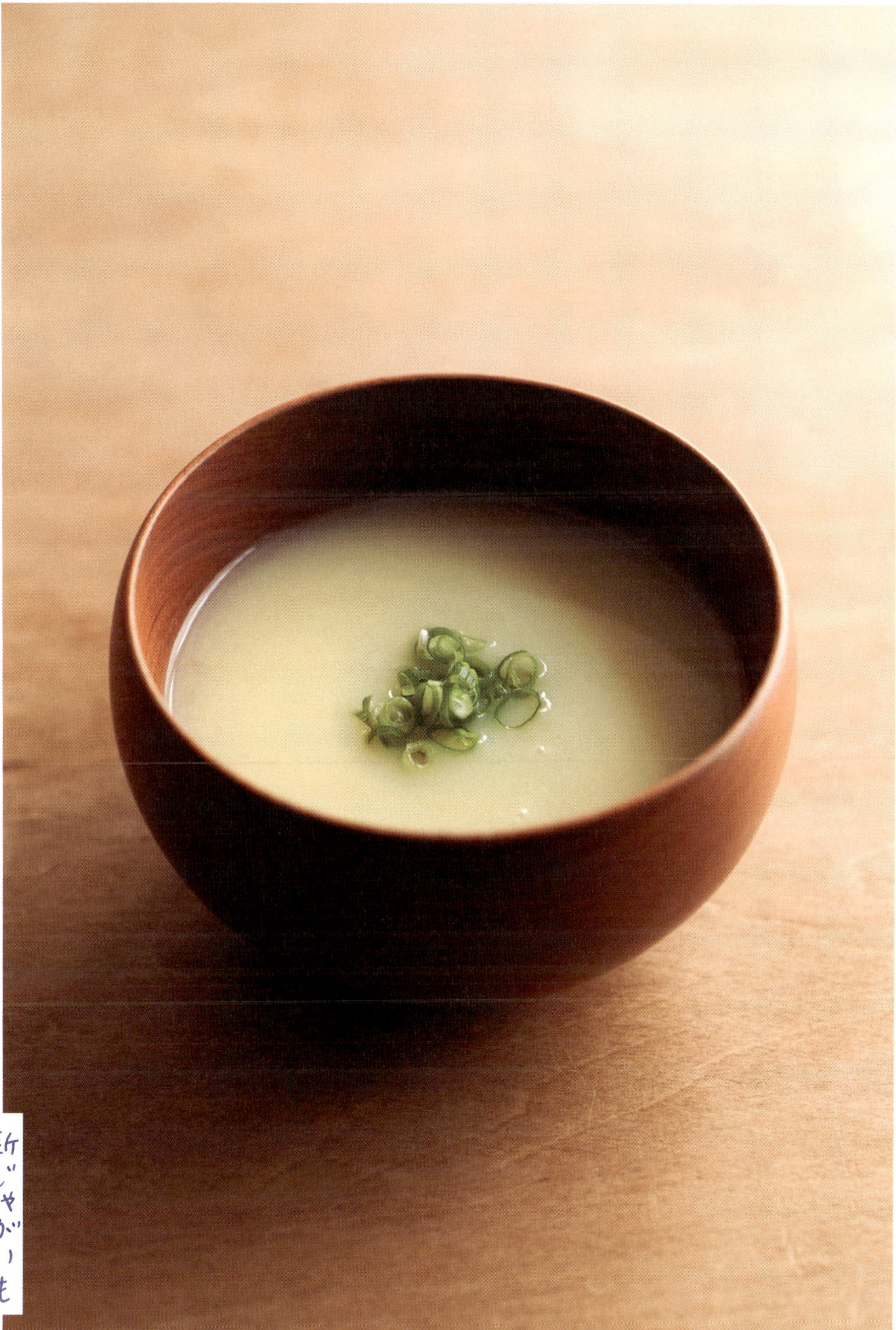

新じゃがいも

とうもろこし

湿を取って
水分をためない
体になる
スープ

夏バテ防止にもなる旬野菜の組み合わせ

とうもろこしの中華風スープ

材料（2人分）

とうもろこし　1/2本
モロヘイヤ　1/4束
絹ごし豆腐　100g
えのきたけ　30g
長ねぎ（みじん切り）　約5cm分
生姜（みじん切り）　小さじ1/3
昆布だし　300ml
塩　適量
醤油　小さじ3/4
葛粉　10g
ごま油（深煎り）　小さじ1/2

［薬味とトッピング］
黒こしょう　適量
小ねぎ（小口切り）　少量

1　とうもろこしは皮をむいて塩小さじ1/2をすりこみ、約9分蒸す。冷めたら粒をはずし、粗く刻む。

2　モロヘイヤは葉をゆでて食べやすく刻む。えのきたけは根元を切り落として1cm長さに切る。

3　鍋にごま油、生姜を入れて弱火にかけ、香りが立ったら長ねぎを加えてしんなりするまで炒める。2のえのきたけ、塩ひとつまみを加え、昆布だしをひたひたに注ぎ、蓋をして煮る。

4　えのきたけが煮えたら1、2のモロヘイヤ、残りの昆布だしを加えてひと煮立ちさせ、塩ひとつまみ、醤油を加える。絹ごし豆腐をスプーンですくってそっと加える。

5　味をみて足りなければ塩と醤油を加える。葛粉を水20ml（分量外）で溶いて加え、よく混ぜてとろみをつける。器に盛って黒こしょうをふり、小ねぎをのせる。

おいしさのひみつ

とうもろこしは蒸してザクザク刻むと、旨みが出やすくなります。和洋中のスープにも合いますが、こちらはとろりとした中華スープをイメージ。モロヘイヤと葛粉でなめらかに仕上げています。

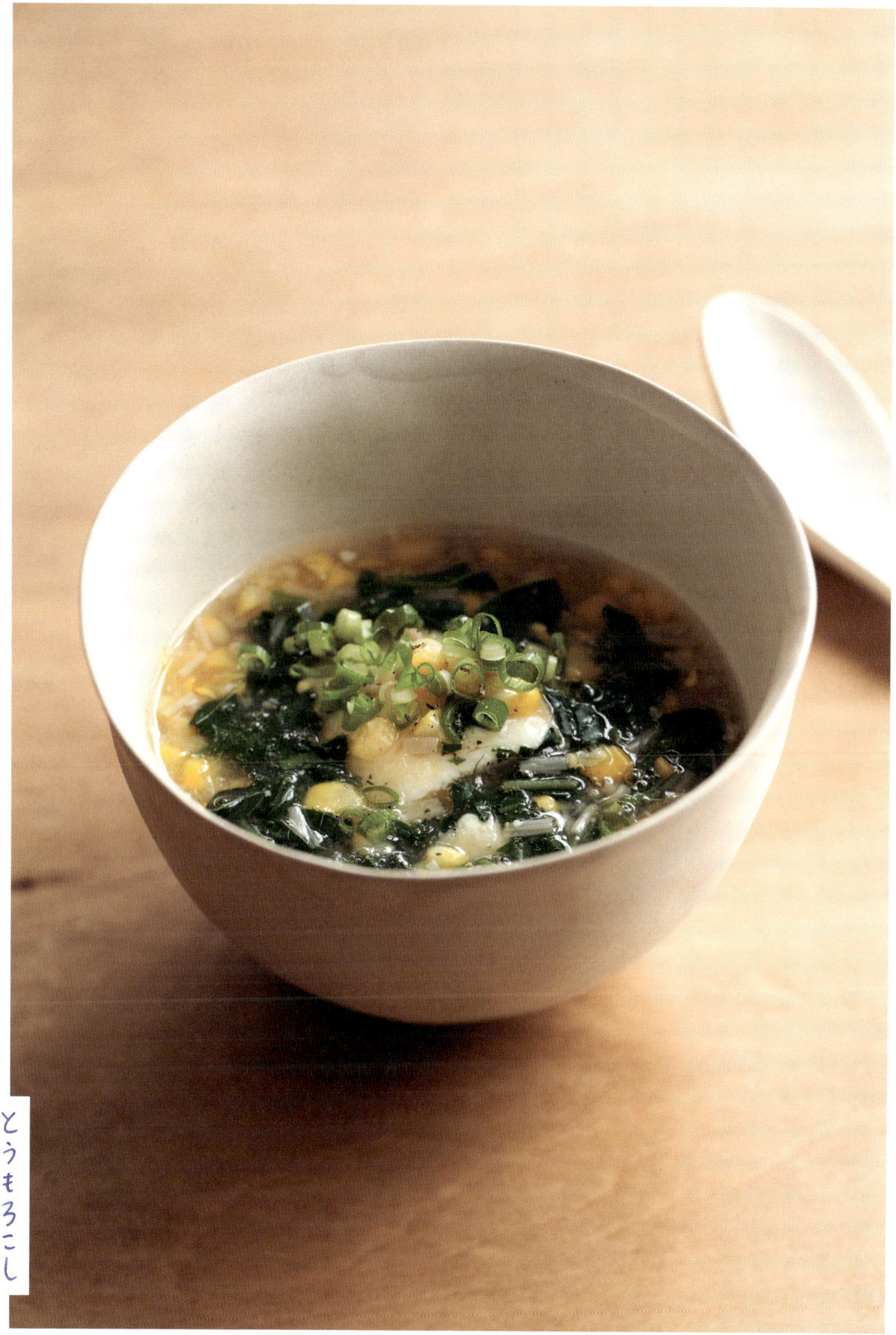

とうもろこし

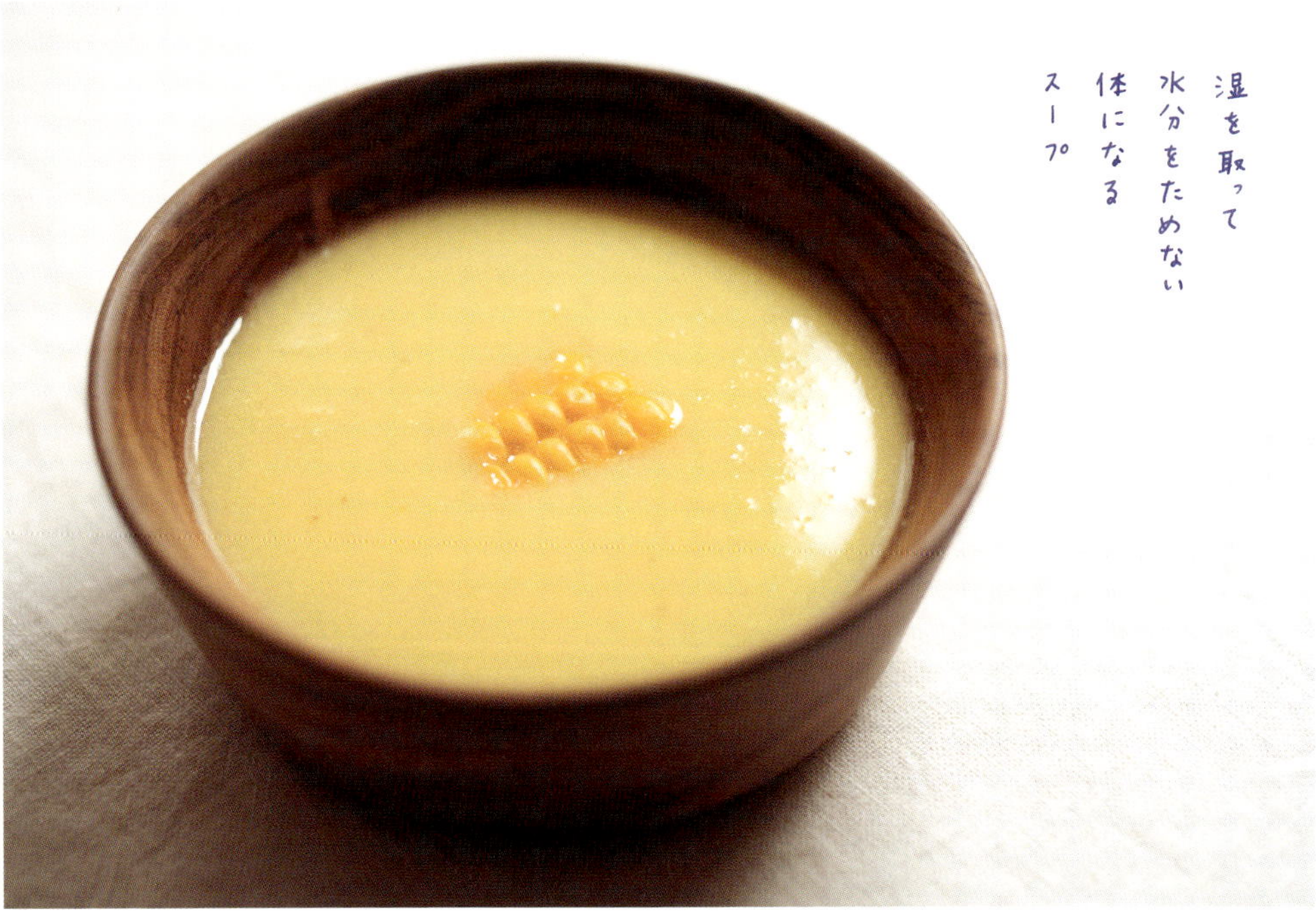

とうもろこし

甘み、旨み、風味がそろった野菜だから出せる味

とうもろこしのすり流し

材料（2人分）

とうもろこし　2本
昆布だし　約400ml
塩　適量

1　とうもろこしは皮をむいて包丁でつぶを削ぐ。芯は捨てずに取り置く。

2　鍋に1を芯とともに入れ、塩ひとつまみをふって昆布だしをひたひたに注ぐ。蓋をして弱火で柔らかくなるまでゆっくり煮て、火を止める。

3　芯を取り出し、とうもろこしをトッピング用に一部取り置いてハンドブレンダーでなめらかにする。残りの昆布だしを加えて温め、濃度を調整して塩小さじ2/3を加える。

4　器に盛って、3で取り置いたとうもろこしをのせる。

おいしさのひみつ
他の旨みを足さずに、とうもろこしそのものの味を楽しみます。そのためにはとうもろこしをたっぷり使ってください。芯からも旨みが出ます。

発酵食品で老廃物の排出を助けます

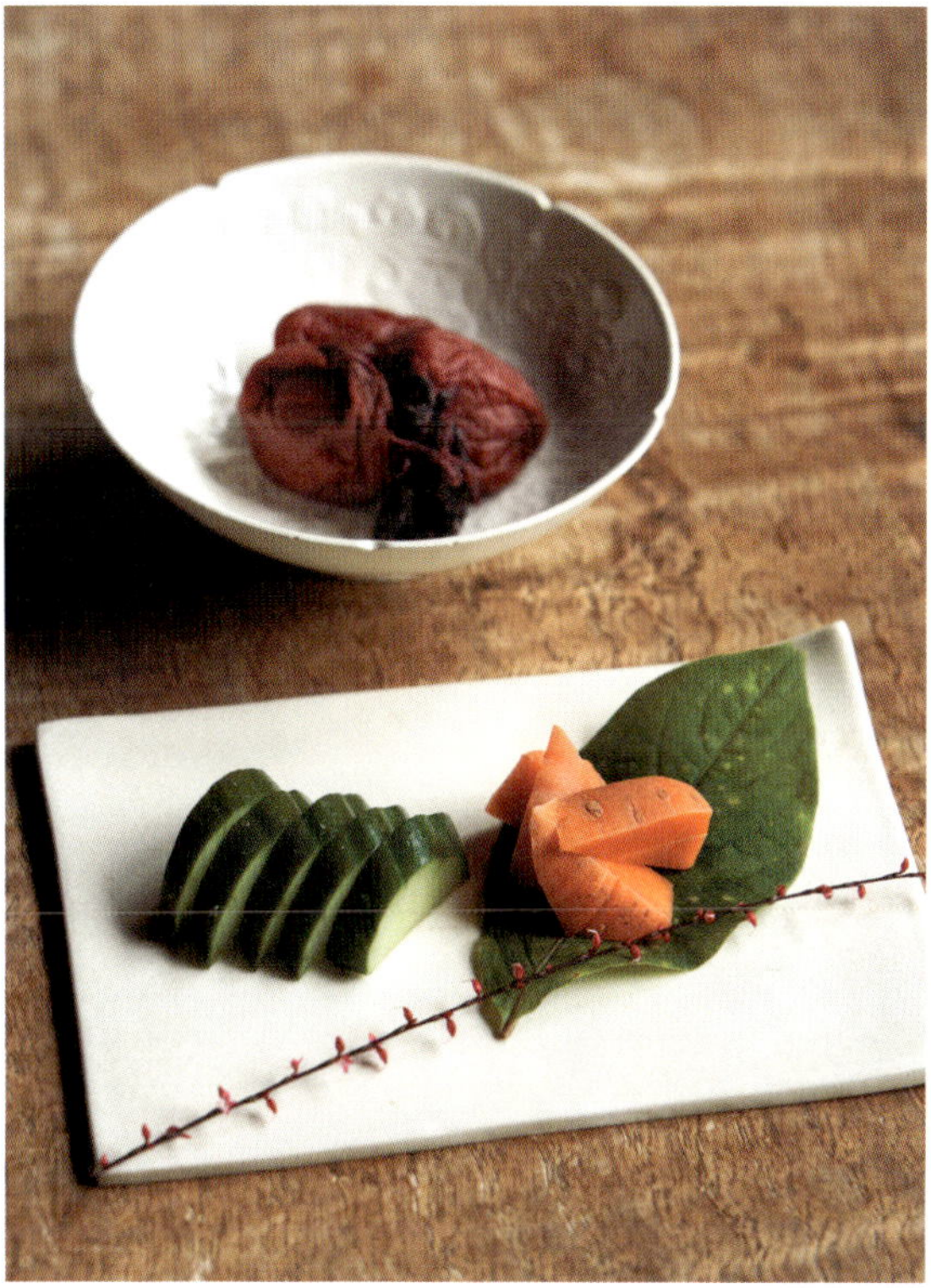

暖かくなるにつれ、代謝がよくなり冬の間にためこんだ老廃物を排出しようとします。この作用をスムーズに行う手助けとなるもののひとつが発酵食品です。

発酵食品というと、納豆やヨーグルトなどがありますが、ふだん料理に使用する醤油や味噌、酢といった基本調味料も大切な発酵食品なので、日常の食事から自然にとることができます。

選び方の基準は昔ながらの製法で造られたもので、砂糖やアミノ酸、アルコールなどが添加されていないということ。時間をかけて造られる伝統製法のものは、本来の力がきちんと引き出されているため、体内でもその力を発揮します。

このほか、ぬか漬けや梅干しなども発酵食品。ご飯のお供など日々の食卓に並べて積極的にとりましょう。

ほてりを解消して熱を冷ますスープ

猛暑は体力低下を招きます。
体に熱がこもったら夏野菜で解消。

直火で焼いたなすの香ばしさが味を作ります

焼きなすの味噌汁

材料（2人分）

なす 2本
昆布だし 180ml
干しまいたけだし 180ml
生姜（すりおろし） 小さじ$1/4$
味噌 大さじ$1\frac{1}{2}$〜2

［薬味とトッピング］
みょうが（縦半分に切って小口切り） 1個分
青じそ（細切り） 2枚分

1 なすは直火に焼き網をのせ、転がしながら真っ黒になるまで焼く。皮をむいて食べやすい大きさに切る。

2 鍋に昆布だし、干しまいたけだしを入れて中火にかけ、温まったら火を止めて味噌を溶き入れ、生姜を加えて軽く混ぜる。

3 器に**1**を入れて**2**を注ぎ、みょうがと青じそを添える。

おいしさのひみつ

味噌汁のなすを焼きなすに替えると、特有の香ばしさと、とろりとした実によって特別な味わいになります。シンプルですが、生姜、しそといった夏の薬味が、繊細な香りを醸すだけでなく、冷房で冷えた体を中から温めてくれます。

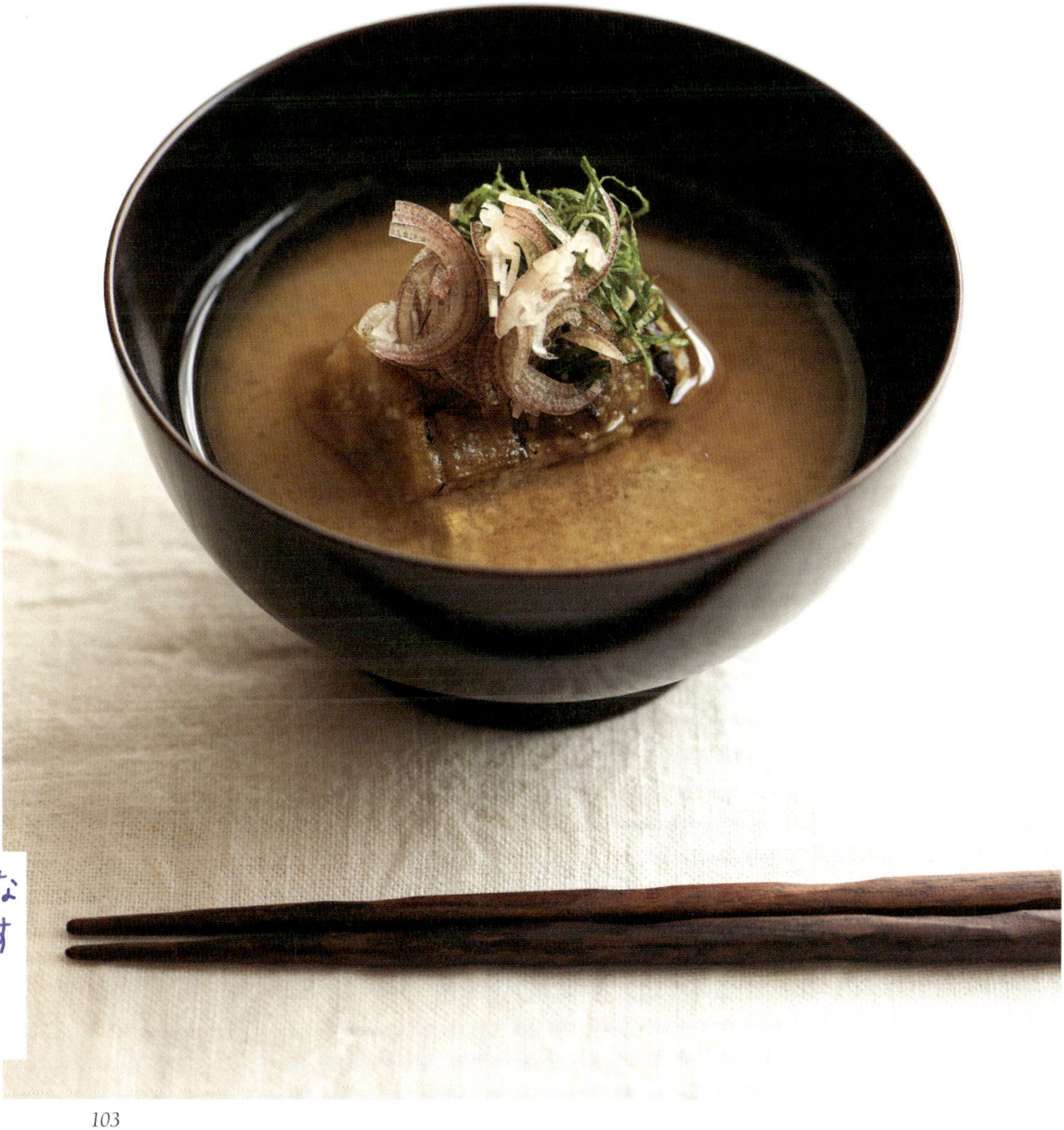

なす

ほてりを解消して熱を冷ますスープ

とろっとなめらかな、なすのやさしい味わい

なすのポタージュ

材料（2人分）

なす　2〜3本（約200g）
玉ねぎ（薄切り）　100g
にんにく（みじん切り）　小さじ1/4
昆布だし　300ml
豆乳　50ml
塩　適量
ごま油（太白）　適量

［薬味とトッピング］
小ねぎ（小口切り）　適量

1　なすは一部トッピング用に取り置き、皮をむいて1cm幅の輪切りか半月切りにする。

2　鍋にごま油小さじ1/4、にんにくを入れて弱火にかけ、香りが立ったら玉ねぎ、塩ひとつまみを加えてしんなりするまで炒める。

3　1のなすを加え、昆布だしをひたひたに注ぎ、弱火で柔らかく煮る。火を止めてハンドブレンダーでなめらかにする。

4　残りの昆布だし、豆乳を加えて混ぜながら温め、塩小さじ1/4を加える。

5　小さいフライパンにごま油少量を熱し、1で取り置いたなすの両面をこんがり焼く。4を器に盛って焼いたなす、小ねぎを添える。

おいしさのひみつ
なすそのものには強い味がないので、にんにくで炒めてコクを出し、玉ねぎで甘みと旨みを加えています。油で炒めてから煮るため、あく抜きは不要です。

なす

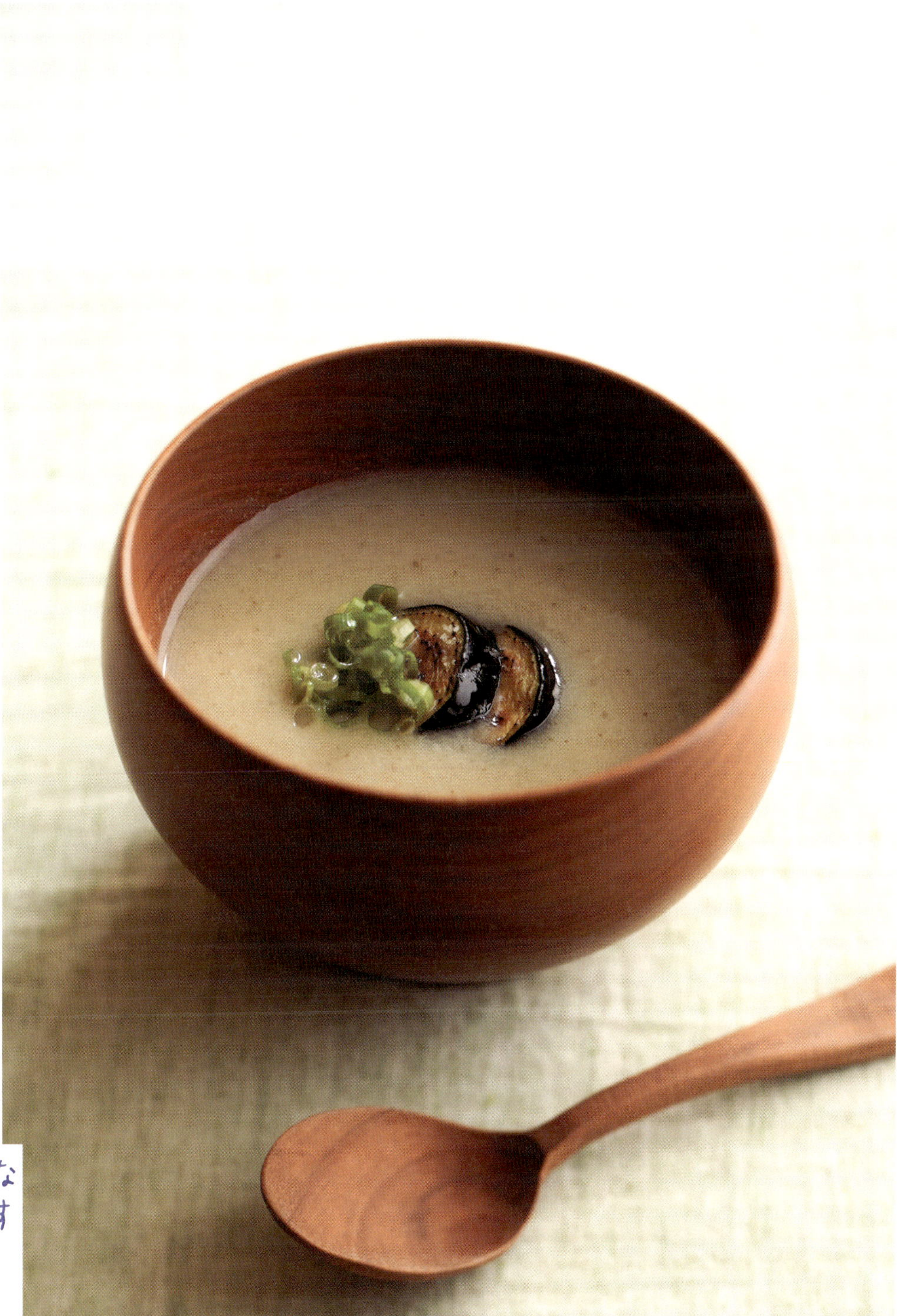

なす

ほてりを解消して熱を冷ますスープ

ゴーヤー

味わいも色も暑い夏に元気になれそうな取り合わせ

ゴーヤーととうもろこしの赤だし

材料(2人分)

ゴーヤー　約7cm
とうもろこし　1/2本
塩　小さじ1
昆布だし　360ml
赤味噌　大さじ2

[薬味とトッピング]
白ごま　小さじ1

1　ゴーヤーは縦半分に切って種を取り除き、3㎜厚さに切る。塩小さじ1/2でもみ、水分が出てきたら水でさっと洗って水気をきる。白ごまは煎って香りを立てる。

2　とうもろこしは皮をむいて塩小さじ1/2をすり込み、約9分蒸して粒をはずす。

3　鍋に昆布だし、2を入れて弱火にかけてゆっくり温める。ふつふつと沸いてきたら火を止めて赤味噌を溶き入れる。

4　器に盛って1のゴーヤーをのせ、白ごまをふる。

おいしさのひみつ
苦みが魅力のゴーヤーに、同じ夏野菜の甘みが際立つとうもろこしを合わせて、風味の強い赤だしにしました。全く違う2つの素材をまとめるのは意外にもトッピングに使用するごまです。

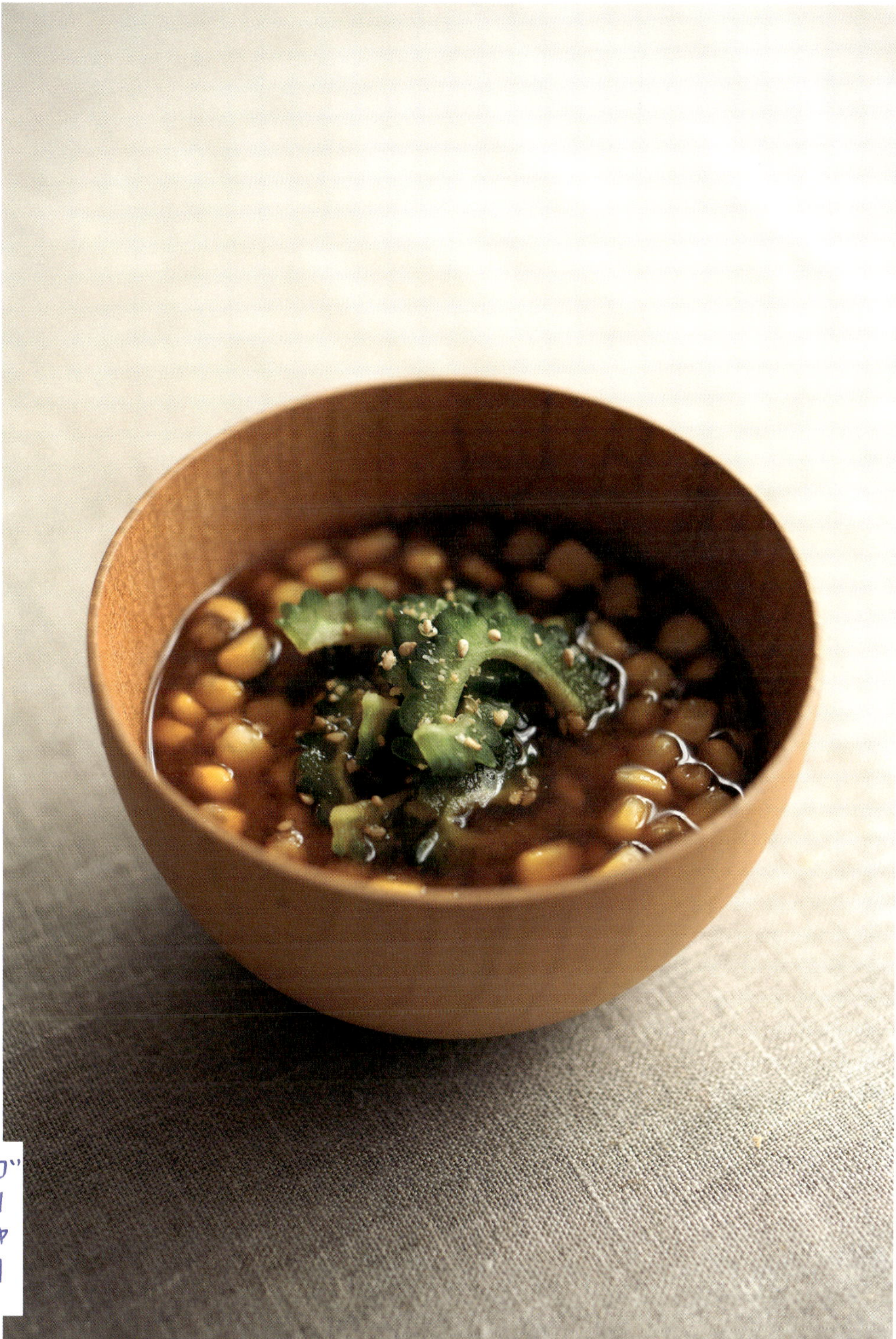
ゴーヤー

ほてりを
解消して
熱を冷ます
スープ

冬瓜

水分をたっぷり蓄えた冬瓜をとろみをつけたスープに

冬瓜と梅干しの薄葛仕立て

材料(2人分)

冬瓜 200g(約1/6個)
そうめんかぼちゃ
3cm(約50g)
わかめ(乾燥) 3g
昆布だし 600ml
A 塩 少量
醤油 大さじ1 1/2
梅干し(半分にちぎる)
1〜2個分
葛粉 15g

[薬味とトッピング]
青じそ(せん切り) 適量

1 冬瓜は縦4等分に切って鍋に入れ、昆布だしを加えて中火にかける。15〜20分煮て柔らかくなったらAを加えてそのまま冷ます。

2 わかめは水でもどして食べやすく切る。そうめんかぼちゃは皮ごと3cm幅に切り、種を除いてたっぷりの湯でゆでる。皮と身がほろほろとほぐれたら冷水に取って身をほぐす。

3 1を再び火にかけて温め、葛粉を水30mℓ(分量外)で溶いて加え、混ぜながらとろみをつける。

4 3の冬瓜を食べやすく切って2とともに器に盛る。梅干しはたたく。3の汁をはって青じそ、梅干しを添える。

おいしさのひみつ
みずみずしい冬瓜は大きく切り、柔らかく煮てしっかり味を含ませます。汁はからみやすいようにとろみを。梅干しは全体に混ぜるより、ほぐしながら食べたほうが味の強弱もついて飽きません。

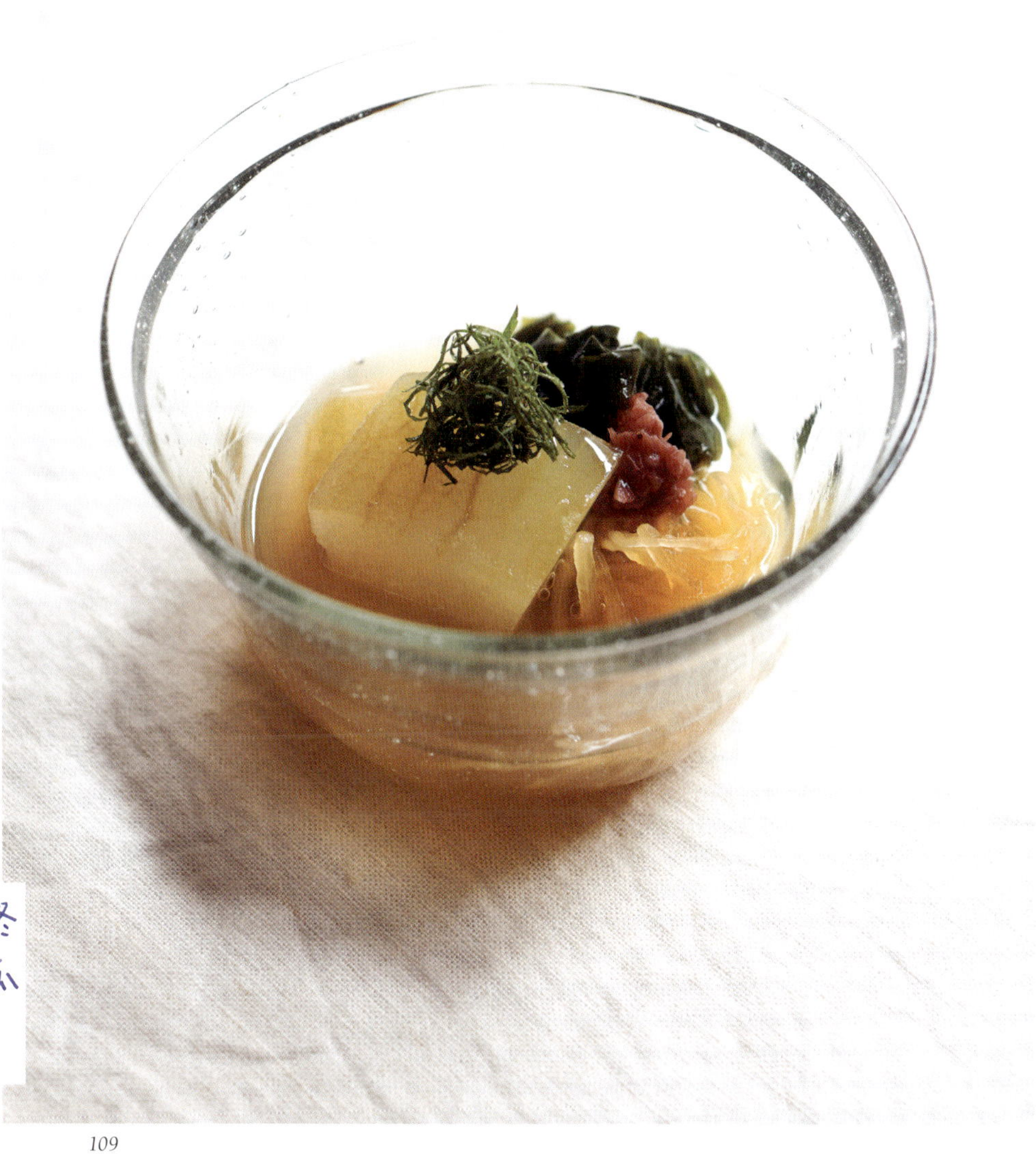

冬瓜

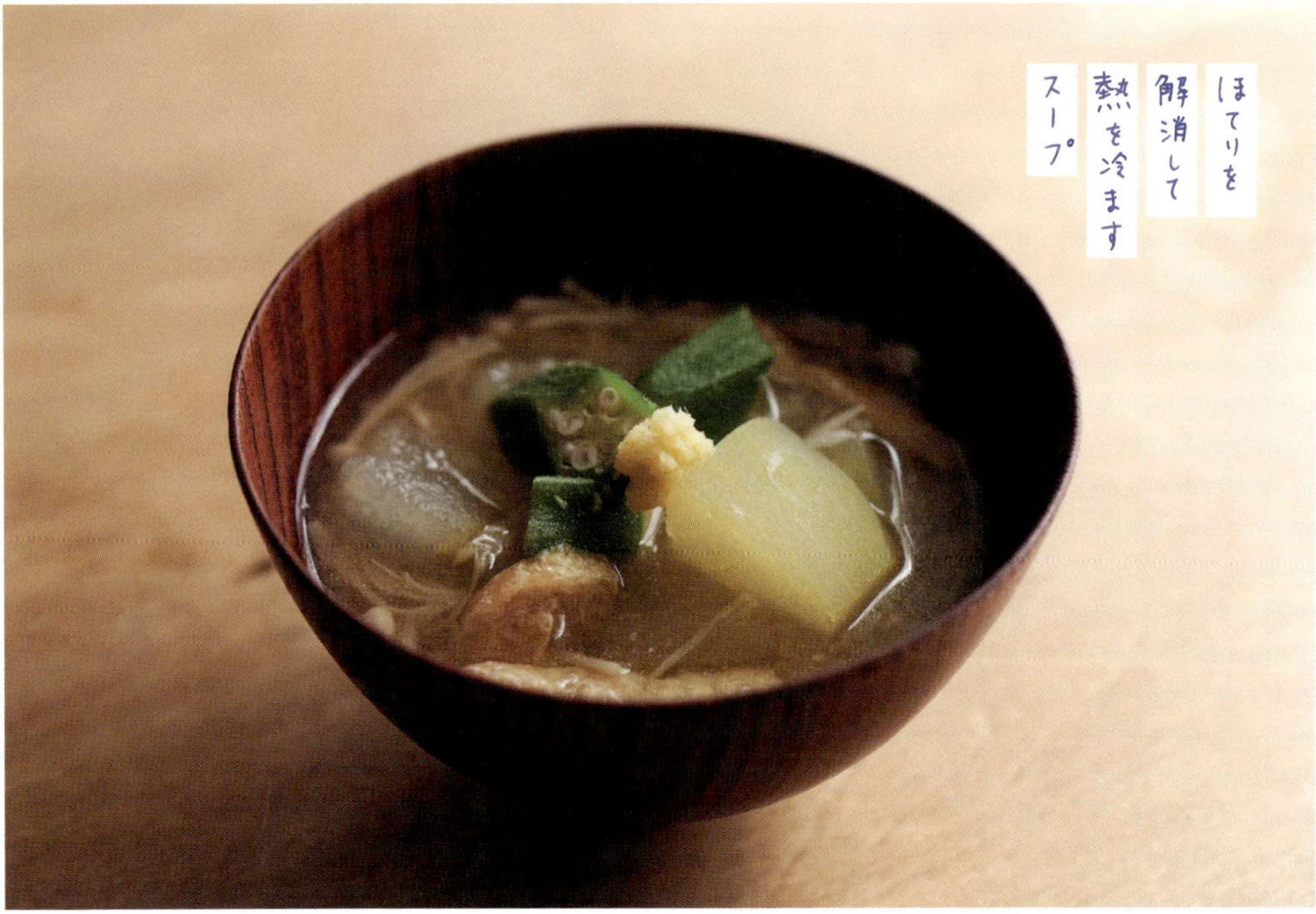

夏野菜の味噌汁はさっぱりとした後味に

冬瓜とオクラの味噌汁

材料（2人分）

冬瓜 200g（約1/6個）
オクラ 2本
えのきたけ 40g
油揚げ 1/3枚
昆布だし 400ml
塩 適量
味噌 大さじ1 1/2〜2

［薬味とトッピング］
生姜（すりおろし） 少量

1 冬瓜は一口大に切って鍋に入れ、昆布だしを加えて中火にかけ、柔らかくなるまで煮る。

2 えのきたけは根元を切り落として3等分にする。油揚げは熱湯で油抜きをして短冊切りにする。オクラはへたを切り落とし、塩少量で板ずりしてゆで、食べやすく切る。

3 別の鍋に2のえのきたけ、塩ひとつまみを入れ、1の煮汁をひたひたに注ぐ。蓋をして弱火にかけ、火を通す。

4 1の冬瓜と残りの煮汁、2の油揚げを加える。ふつふつと沸いてきたら火を止め、味噌を溶き入れる。器に盛って、オクラをのせて生姜を添える。

おいしさのひみつ
淡泊な冬瓜にえのきたけの旨みや油揚げのコクをプラスして、同じ夏野菜のオクラを合わせて具だくさんに。最後に添えた生姜でより夏らしい味噌汁に仕上げます。

冬瓜

夏は冷えすぎ注意
生姜や青じそでおいしく温めます

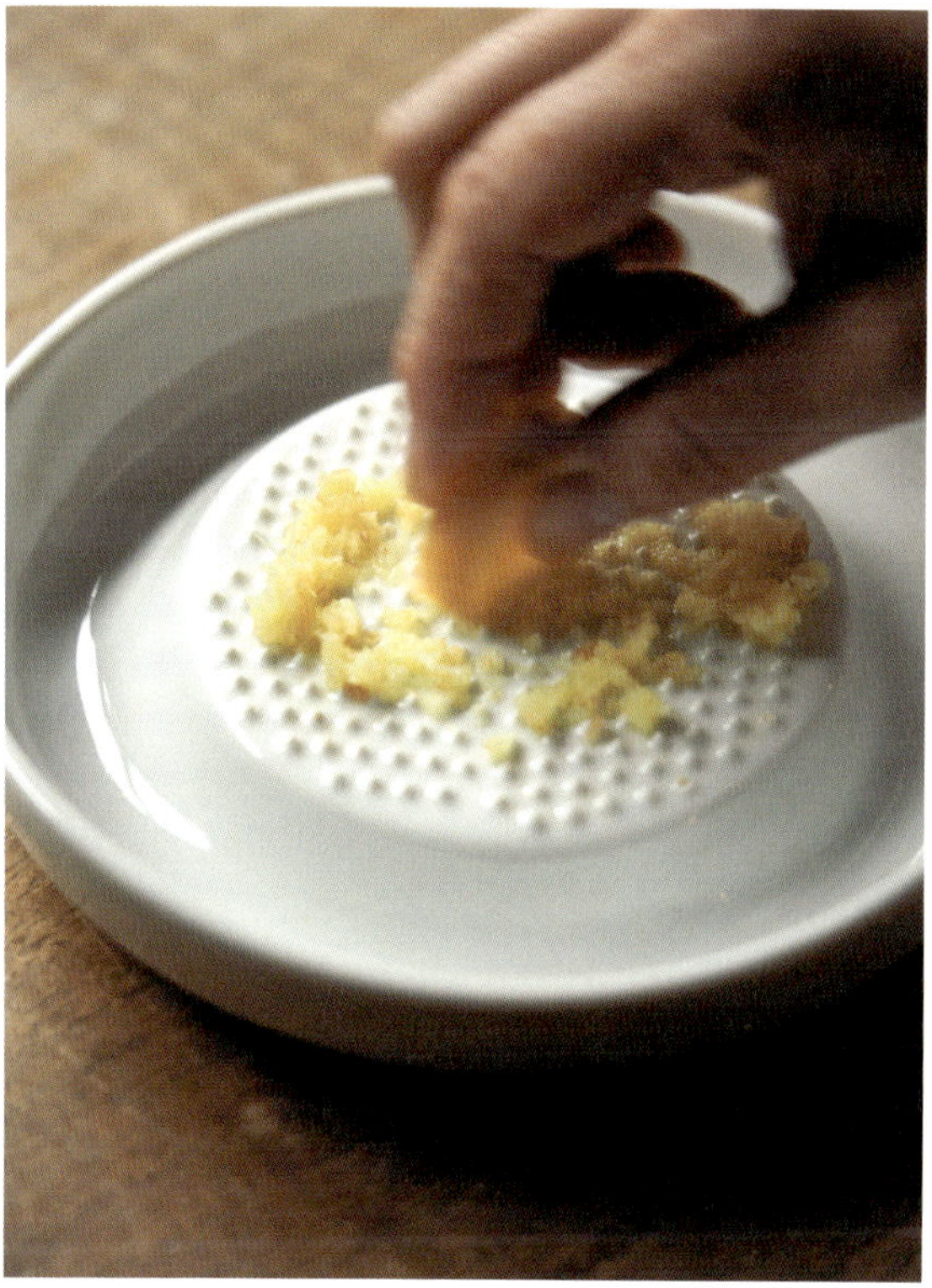

本格的に暑くなる夏は体の熱を発散させようと毛穴が開き、汗をかけるようになっていますが、クーラーのきいた環境では逆効果となることも。開いた毛穴から冷気を取り込んで、体が冷えてしまいます。もちろん体を冷ますことは必要ですが、冷えすぎたら温めることも大切です。

夏に冷えてしまったら、生姜や青じそ、長ねぎ、唐辛子がおすすめです。夏の冷たい麺の薬味にしたり、炒めものに用いたりして、体を温めましょう。

熱中症対策は必要ですが、適度な運動をして汗をかくことは代謝がよくなって心の安定にもつながります。

汗で失った
水分を
しっかり補う
スープ

ビタミン、
ミネラルが一緒に
とれる野菜で
水分を補給します。

きゅうり

暑い日に涼感を呼ぶ冷たいとろとろスープ

たたききゅうりの葛スープ

材料（2人分）

きゅうり 2本
えのきたけ 40g
きくらげ 2枚
塩 適量
昆布だし 180ml
干しまいたけだし 180ml
醤油 小さじ2
葛粉 20g

［薬味とトッピング］
新生姜（ごく細いせん切り） 少量

1 きゅうりはたたいて大きめの乱切りにし、軽く塩もみをする。ペーパータオルで水分を拭いて冷蔵庫で冷やす。

2 えのきたけは石づきを切り落として3等分にする。きくらげは水でもどして細切りにする。

3 鍋に2、塩ひとつまみを入れ、昆布だし、干しまいたけだしをひたひたに注ぐ。蓋をして弱火でゆっくり火を通す。

4 残りのだし、塩ひとつまみ、醤油を加えて中火にする。ふつふつと沸いたら葛粉を水40ml（分量外）で溶いて加え、よく混ぜながらとろみをつけて火を止める。粗熱が取れたら冷蔵庫で冷やす。

5 器に1を盛って4を注ぎ、新生姜を添える。

おいしさのひみつ
きゅうりは水分が多いので、あらかじめたたいて塩もみし、スープをからみやすくします。

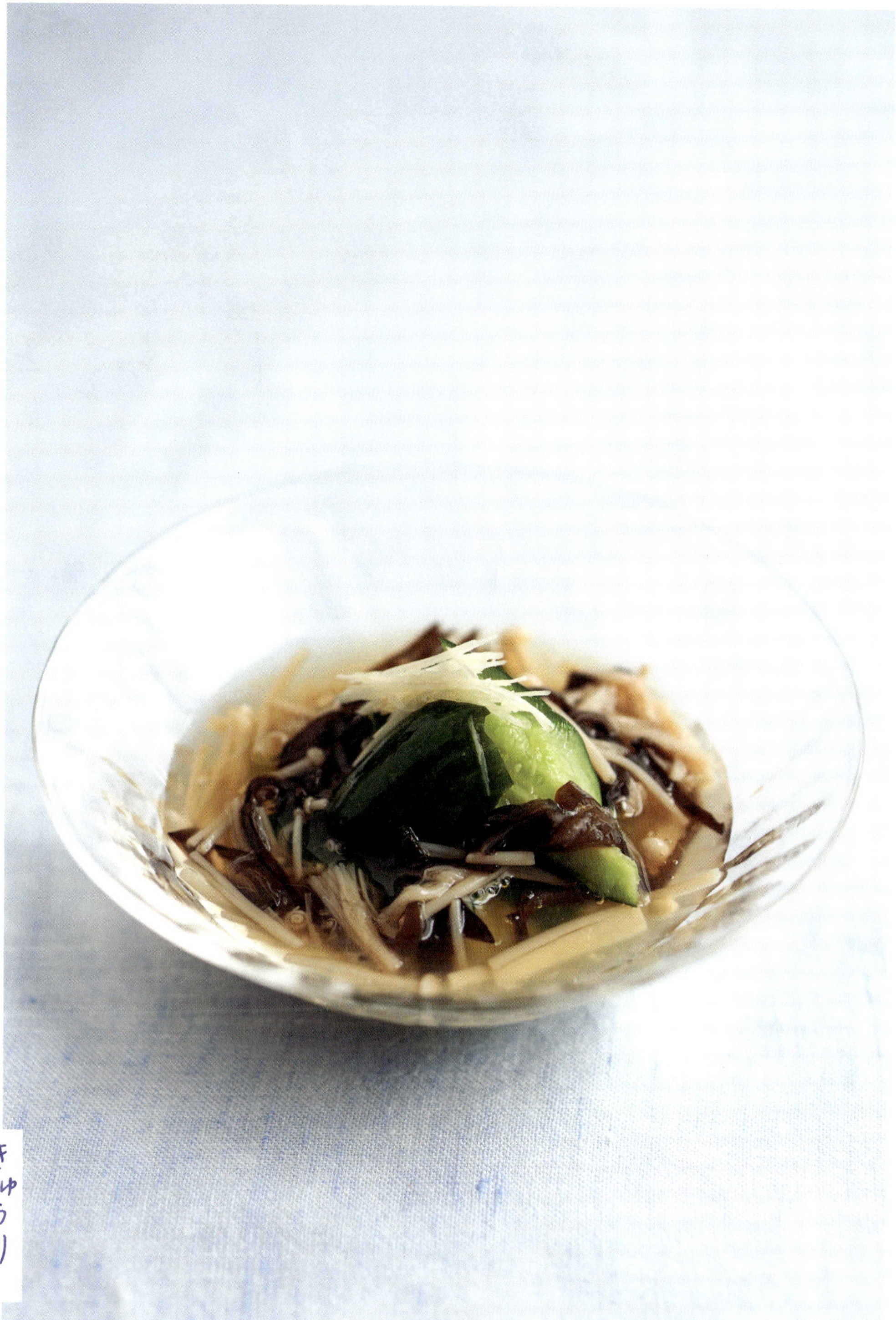

きゅうり

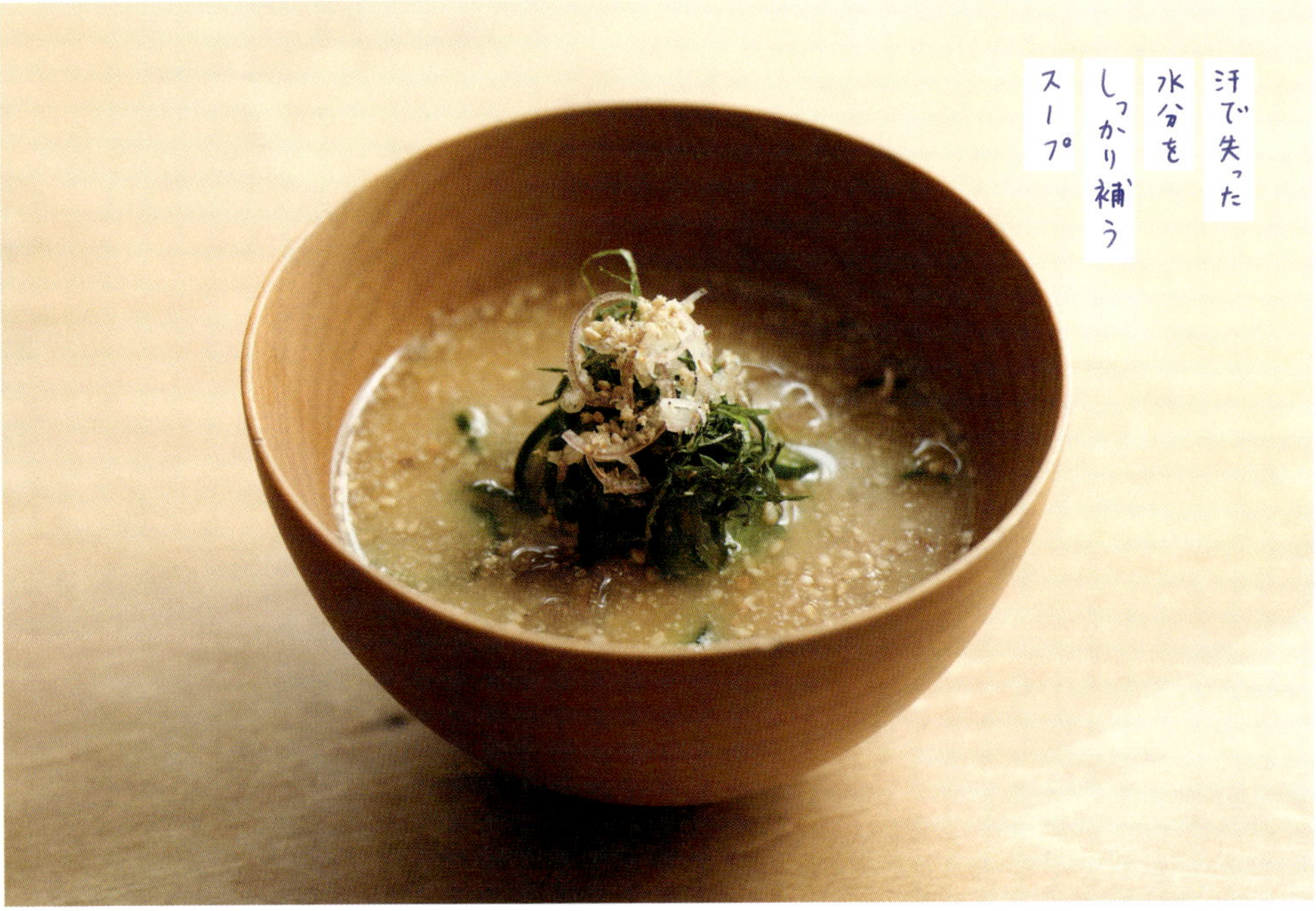

きゅうり

ごまの香りとコクが生きる夏の救世主です

冷や汁

材料（2人分）

きゅうり　1本
油揚げ　1/2枚
白ごま　大さじ6
味噌　大さじ3〜4
塩　適量
A 昆布だし　180ml
　干ししいたけだし　180ml

［薬味とトッピング］
みょうが（小口切り）　1/2個分
青じそ（せん切り）　2枚分

1　きゅうりは1㎜厚さの輪切りにし、軽く塩をふってもみ、水気を絞る。油揚げは焼き網で両面をさっと焼き、細めの短冊切りにする。どちらも冷蔵庫で冷やす。

2　白ごまは煎ってすり鉢でよくすり、薬味用に少量取り置く。味噌を加えてさらにすり混ぜる。Aを加えて均一に混ぜ、冷蔵庫で冷やす。

3　器に1を入れ、2を注いでみょうが、青じそ、2で取り置いた白ごまをのせる。

おいしさのひみつ
地方によってはあじなどの魚を入れる冷や汁。ここでは動物性の旨みを使用しない代わりに、油揚げを使っています。さっと炙ると香ばしく、冷やしても美味。

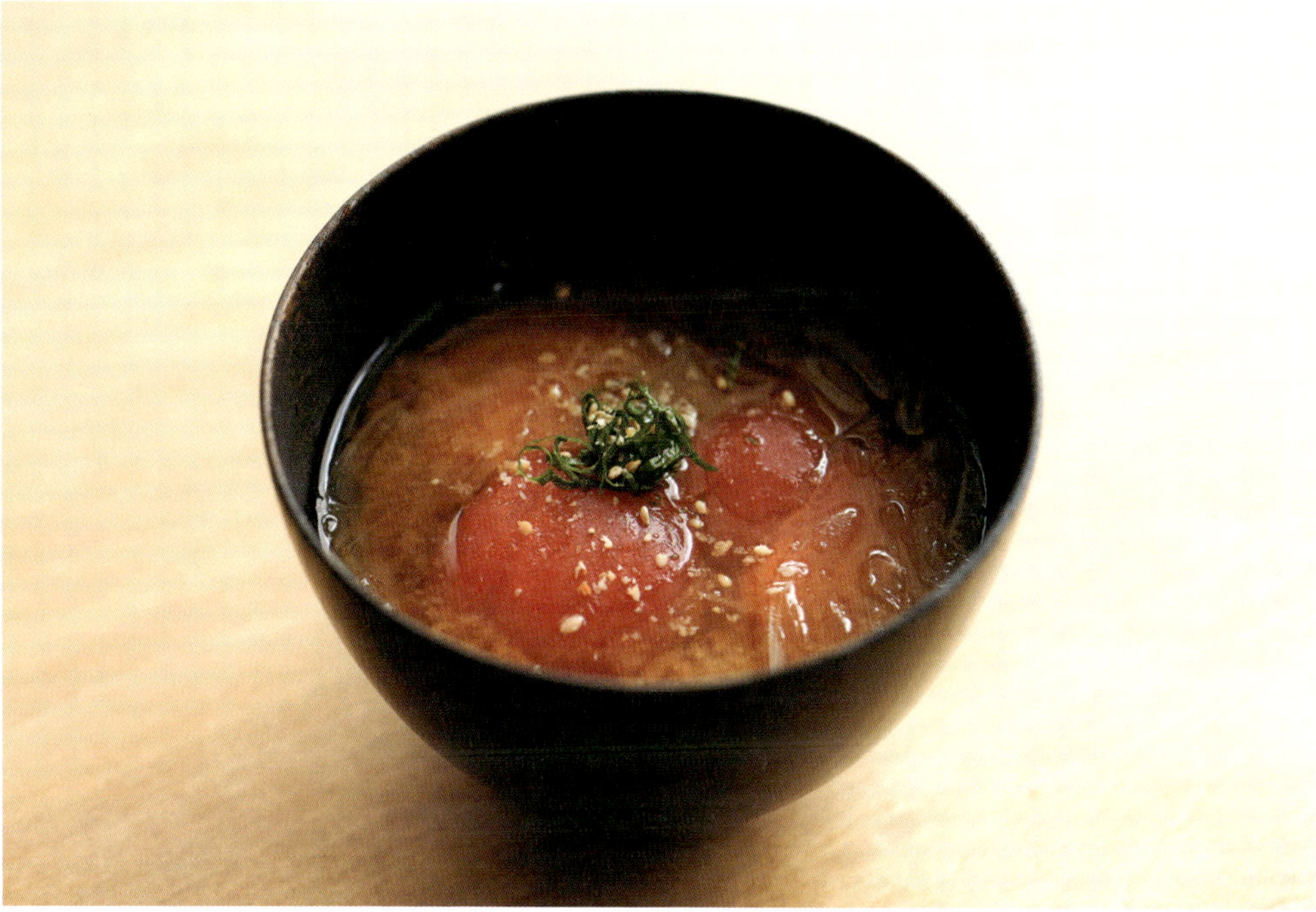

トマトの酸味と玉ねぎの甘みが際立つ夏らしい味

トマトの味噌汁

材料(2人分)

トマト 中1個
玉ねぎ 1/2個
昆布だし 360ml
塩 ひとつまみ
赤味噌 大さじ1
味噌 大さじ1/2〜1

[薬味とトッピング]
青じそ(せん切り) 2枚分
白ごま 小さじ1

1 トマトは熱湯で湯むきして4等分する。玉ねぎは5㎜幅に切る。白ごまは煎ってよくする。

2 鍋に1の玉ねぎ、塩を入れ、昆布だしをひたひたに注ぐ。蓋をして弱火にかけて玉ねぎに火を通す。

3 残りの昆布だしを加えてひと煮立ちさせ、火を止めて味噌2種類を溶き入れる。

4 弱火にかけて1のトマトをそっと入れて温め、器に盛って青じそをのせ、白ごまをふる。

おいしさのひみつ
トマトの酸味を引き立てるには、塩気やコクを強めにします。赤味噌と味噌の2種を使用し、風味豊かに仕上げます。

汗で失った
水分を
しっかり補う
スープ

トマト

赤い野菜の取り合わせで水分補給を

トマトとすいかの冷製スープ

材料（2人分）

トマト（湯むきしたもの） 200g
すいか（皮と種を取り除く） 100g
セロリ $1/4$本
玉ねぎ $1/4$個
塩 小さじ$1/4$

［薬味とトッピング］
イタリアンパセリ 少量
黒こしょう 適量

1 トマトはざく切りにする。一部トッピング用に5㎜角に切って取り置く。すいかもざく切りにする。セロリは筋を取り、玉ねぎとともにざく切りにする。

2 **1**のトッピング用のトマト以外をボウルに入れ、ハンドブレンダーでなめらかにする。塩を加えて混ぜ、冷蔵庫で冷やす。

3 器に盛って**1**で取り置いたトマト、イタリアンパセリをのせ、黒こしょうをふる。

おいしさのひみつ
トマトとすいかの甘みをしっかり生かして、青臭さを消すにはセロリと玉ねぎのバランスが大事。入れすぎると甘みが消え、少ないと青臭さが残ります。少し時間をおくと、玉ねぎの辛みが抜けまろやかに。冷たく冷やしてすっきりとした後味を楽しみます。

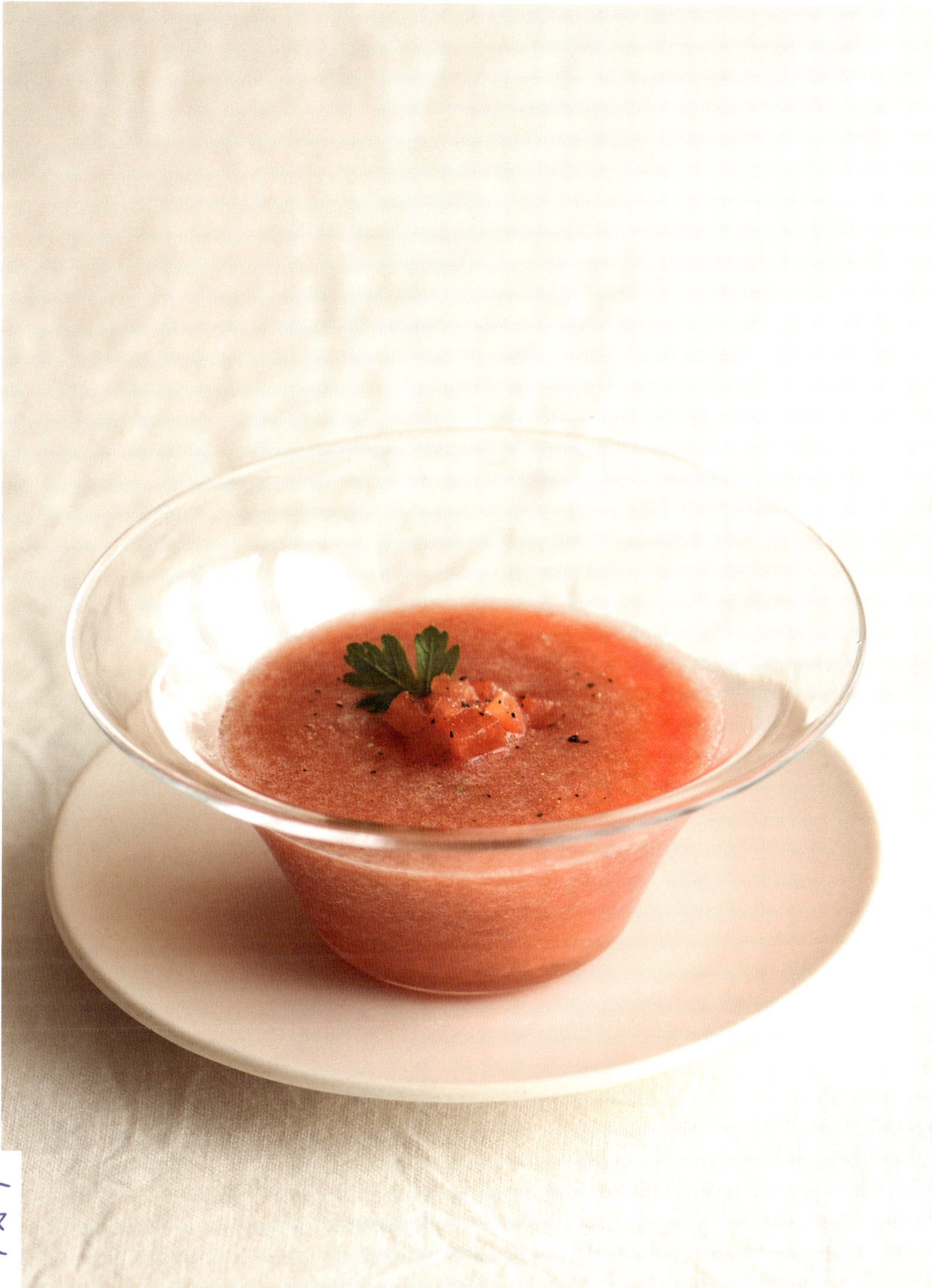

トマト

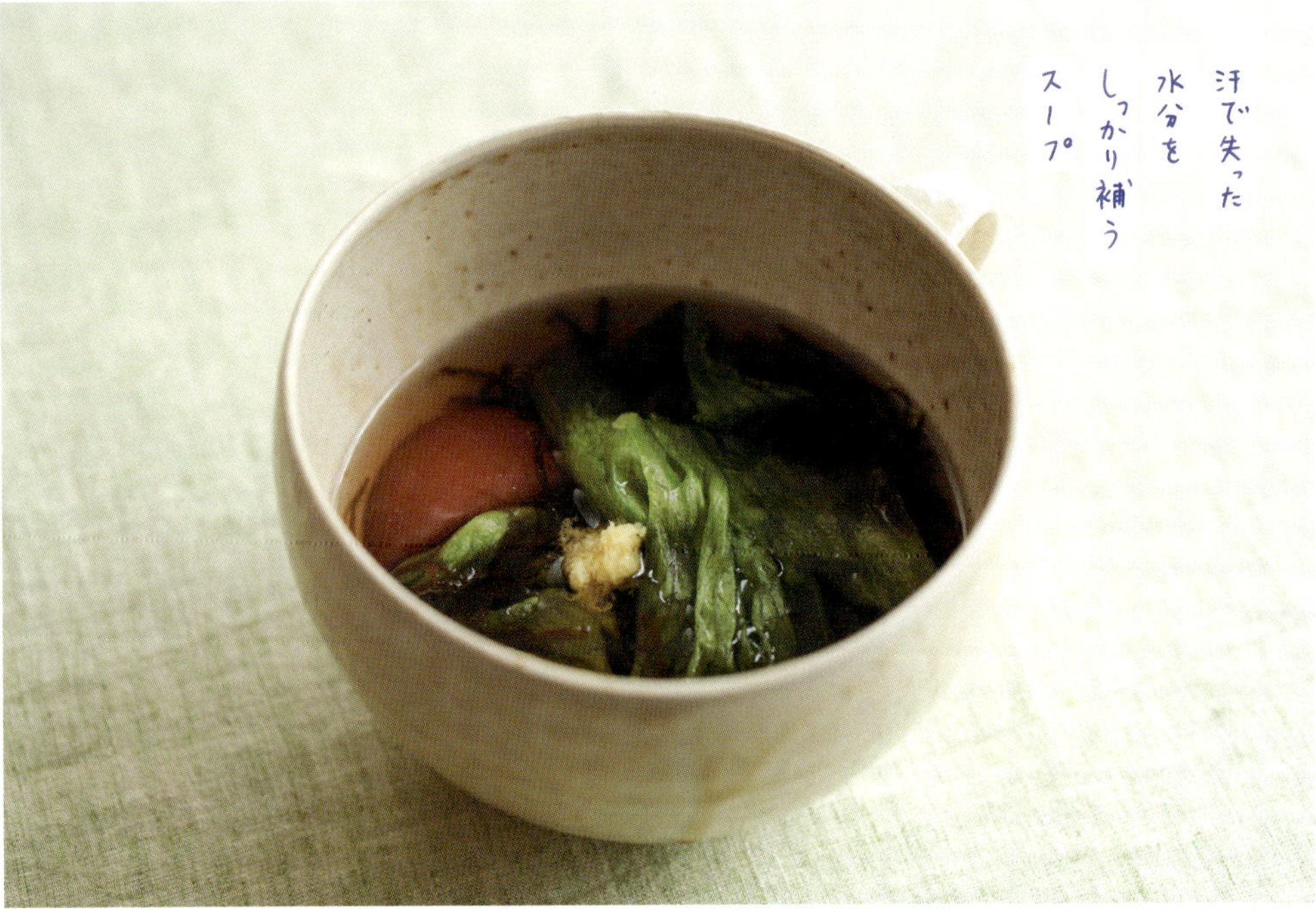

レタス　トマト

サンラータンをイメージしてトマトで酸味をつけました

レタスとトマト、もずくのスープ

材料(2人分)

レタス　4枚
トマト　1/2個
もずく　40g
昆布だし　180ml
干しまいたけだし　180ml
A 塩　小さじ1/4
　醤油　小さじ2
　ごま油(焙煎)　小さじ1/2

[薬味とトッピング]
生姜(すりおろし)　少量

1　トマトは湯むきしてくし形切りにする。レタスは一口大にちぎる。もずくは洗って食べやすく切る。

2　鍋に昆布だし、干しまいたけだしを入れて中火にかける。ふつふつと沸いたら1のトマト、もずくを入れて火を止め、そのまま約15分おく。

3　再び中火にかけて温まったらA、1のレタスを入れ、さっと火を通す。器に盛って生姜を添える。

おいしさのひみつ
レタスはシャキシャキ感を残したいので火を入れすぎないように。具材からの旨みは少ないので、昆布だしと干しまいたけだしの両方を使います。ごま油を少量使うと、全体の味がまとまります。

スープのお供に
玄米・胚芽米の季節のご飯

スープとご飯の一汁一菜は
腹持ちもよく、満足度も上がります。
ビタミン、ミネラルが豊富な
玄米と胚芽米の
おいしいご飯料理をご紹介します。

玄米と胚芽米の炊き方

おかずやスープと合わせるなら
シンプルに炊いたものも
おすすめです。
圧力鍋や土鍋での炊き方を
覚えると便利です。

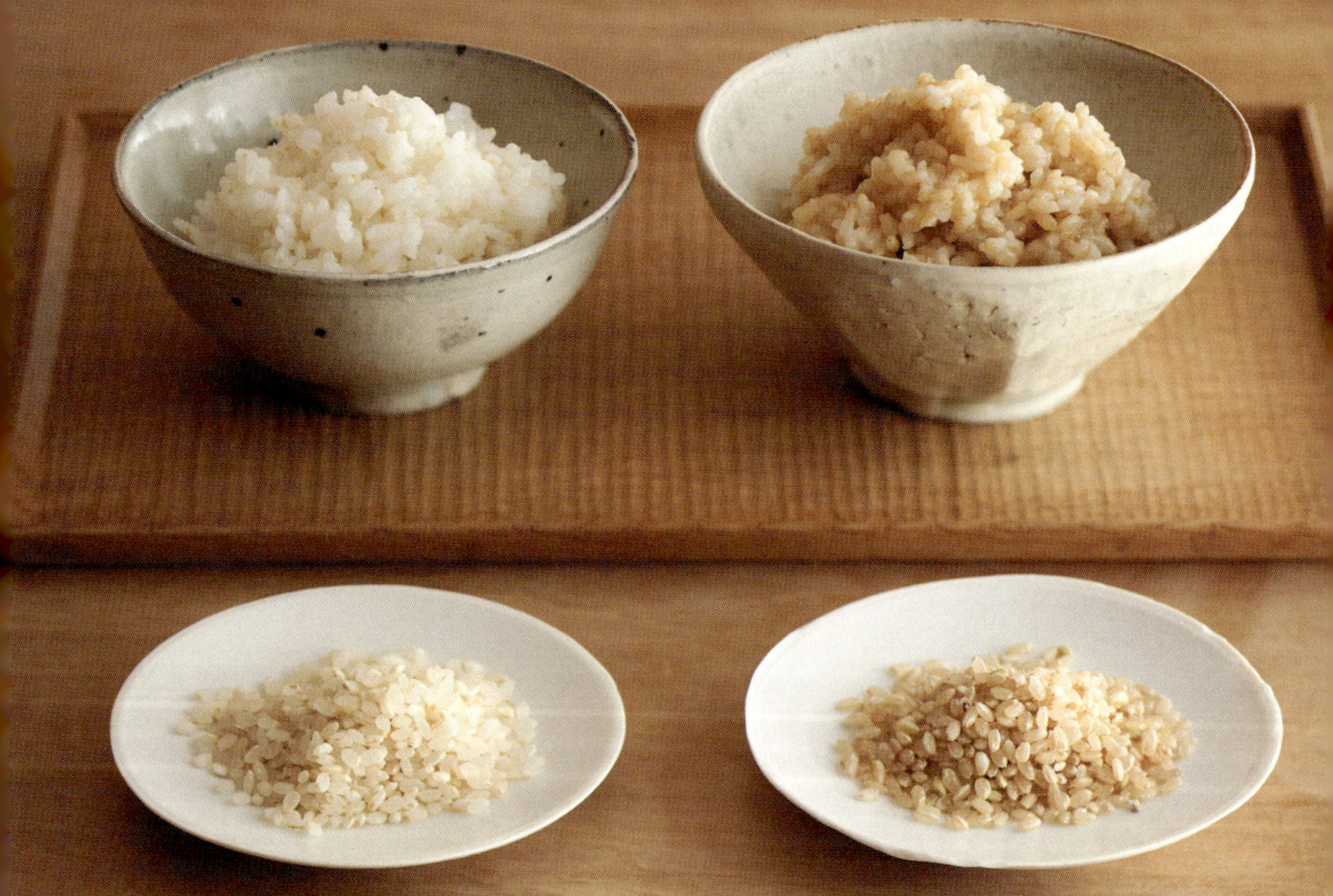

胚芽米

白米にはない胚芽部分を残して精米したもの。玄米に比べて比較的食べやすく、扱いも簡単。

玄米

刈り取った米の籾殻を取り除いたもの。ビタミン、ミネラル、食物繊維が豊富。圧力鍋で炊くともちもちに。

玄米を圧力鍋で炊く

炊飯器に玄米モードがなくても大丈夫。圧力鍋なら簡単に炊けます。パサつかずもち米のようなもちもちとした炊き上がりです。

材料（3合分）

玄米　3合
水　600ml

1　ボウルに玄米と水（分量外）を入れ、両手ですくって拝むようにやさしくこすり洗いする。水が濁らなくなるまで数回洗い、ざるにあげる。

2　ざるごとボウルに重ね、かぶる程度の水（分量外）を入れてやさしくふり洗いして水からあげる。玄米をボウルに入れてたっぷりの水（分量外）を加え、ひと晩おく。

3　2の玄米をざるにあげて水気をきり、分量の水とともに圧力鍋に入れて中火にかける。圧がかかったら弱火にし、約25分炊いて火を止める。

4　そのまま自然に圧が抜けるまでおく。

＊水の分量は玄米の1・1倍が基本です。圧力鍋によって仕上がりの状態が変わります。様子をみて、調整してください。

胚芽米を土鍋で炊く

胚芽米は炊飯器で白米と同様に炊けるので手軽にお試しください。土鍋でおいしく炊くちょっとした工夫をご紹介します。

材料（3合分）

胚芽米　3合
水　600ml

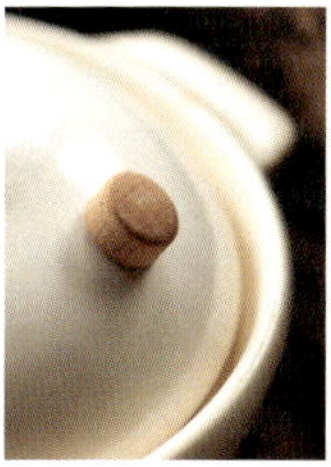

蓋の穴をふさぐと密閉度が上がり圧力や温度が下がらないので、おいしく炊けます。専用の栓がなければ、菜箸など蓋できるものを。

1　ボウルに水（分量外）、胚芽米を入れて指でさっと洗い、浮いてきたゴミを上澄みとともに捨て、ざるにあげる。水（分量外）とともにボウルに入れて30分浸水させ、ざるにあげて30分おく。

2　土鍋に1と分量の水を入れる。蓋をして蓋の穴から蒸気が漏れないように栓をする。

3　強めの中火にかけ、ふつふつと沸いてきたら弱火にして20分炊く。火を止めて15分蒸らす。

寒い季節のご飯

体を温めたり、
腎機能を
ととのえたりする
食材を使います。

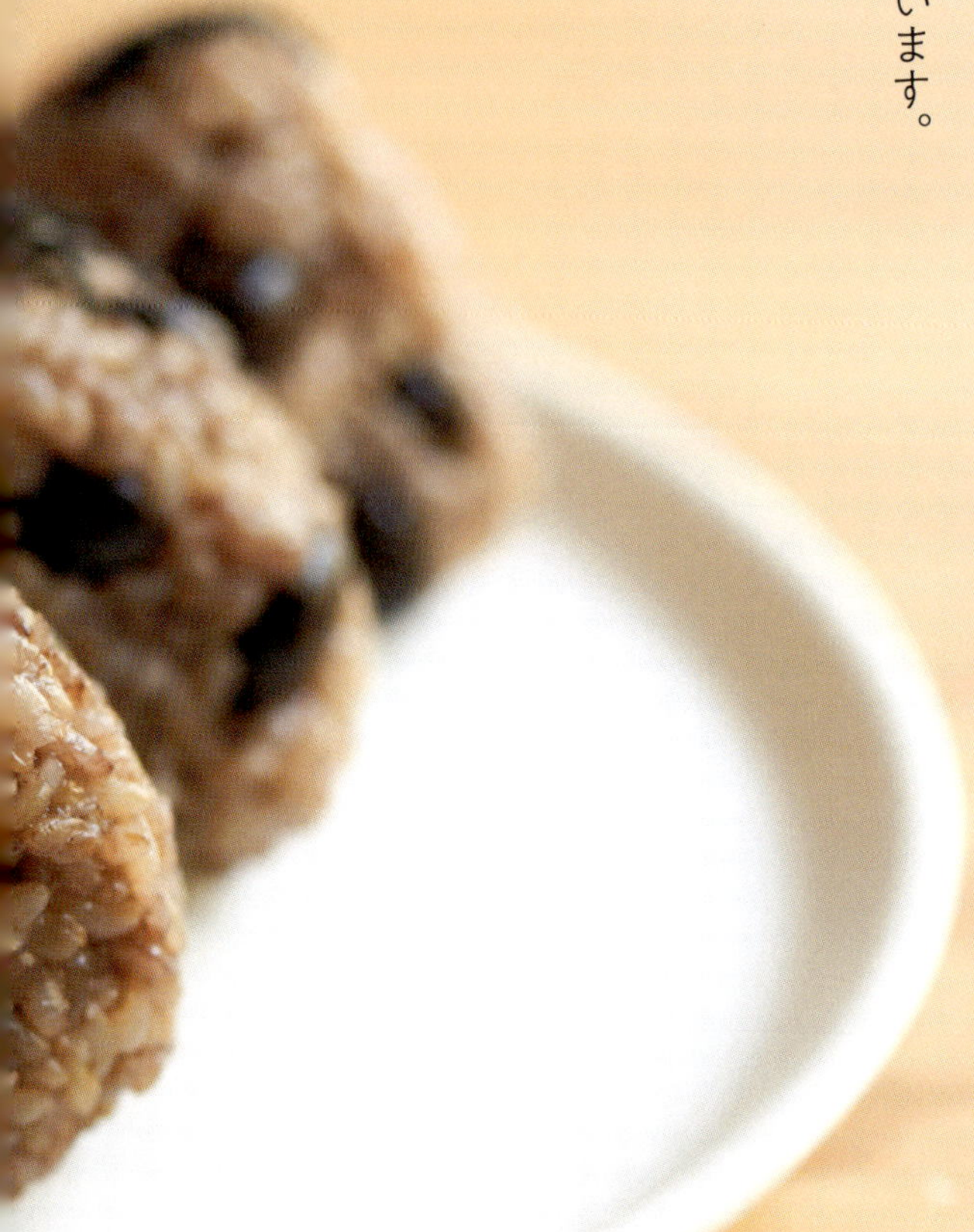

黒豆ご飯

寒い季節にうれしい黒い食材「黒豆」でこっくりと

材料(3合分)

玄米 2.5合
黒豆 0.5合
水 600ml
塩 小さじ$\frac{1}{2}$

1 玄米は121ページを参照して洗い、ひと晩浸水させる。黒豆も洗ってひと晩浸水させる。

*固めの豆が好みの場合は浸水させなくてもよい。

2 1をざるにあげて水気をきり、分量の水、塩とともに圧力鍋に入れて中火にかける。圧がかかったら弱火にし、約25分炊いて火を止める。

3 自然と圧が抜けるまでそのままおく。

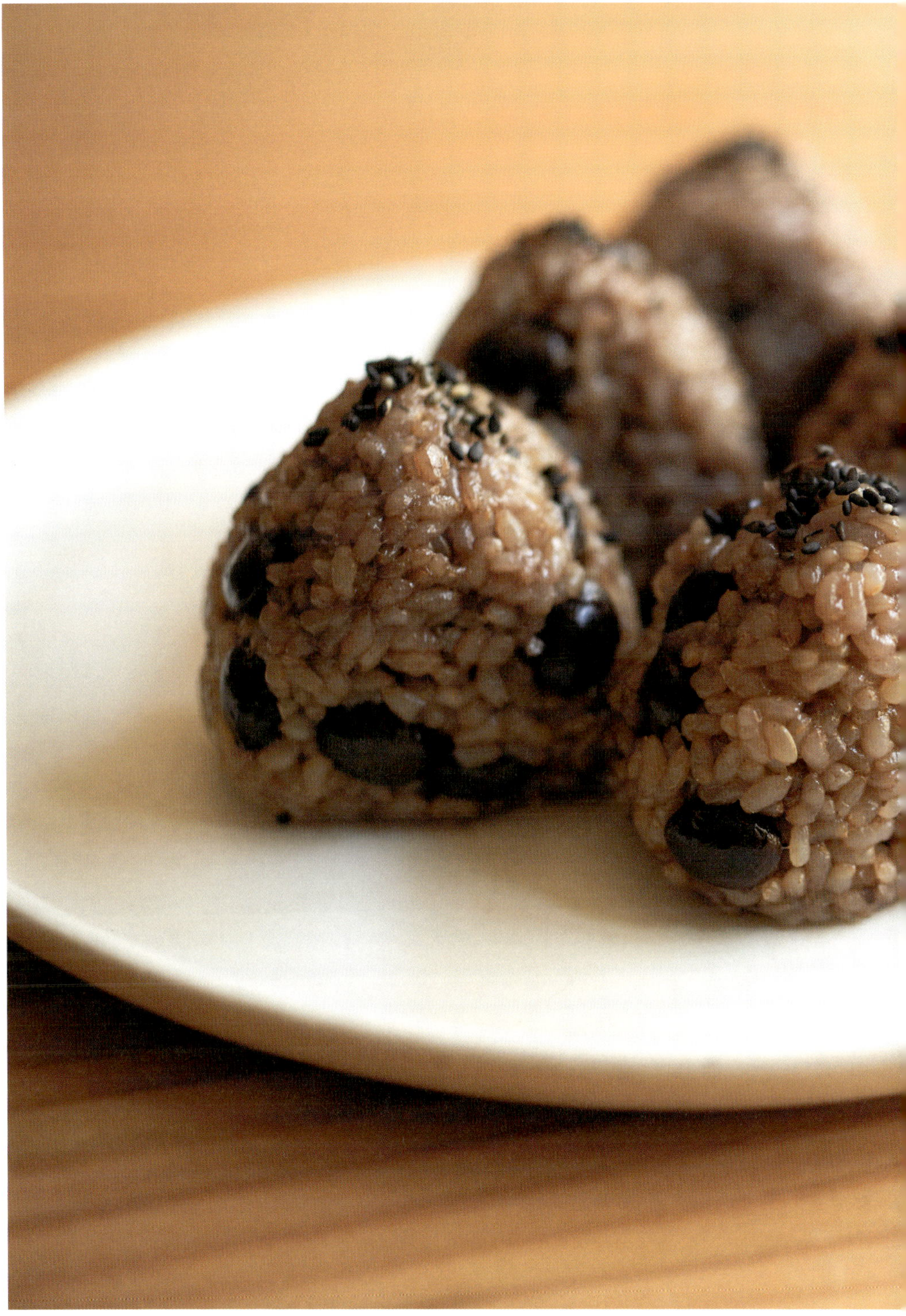

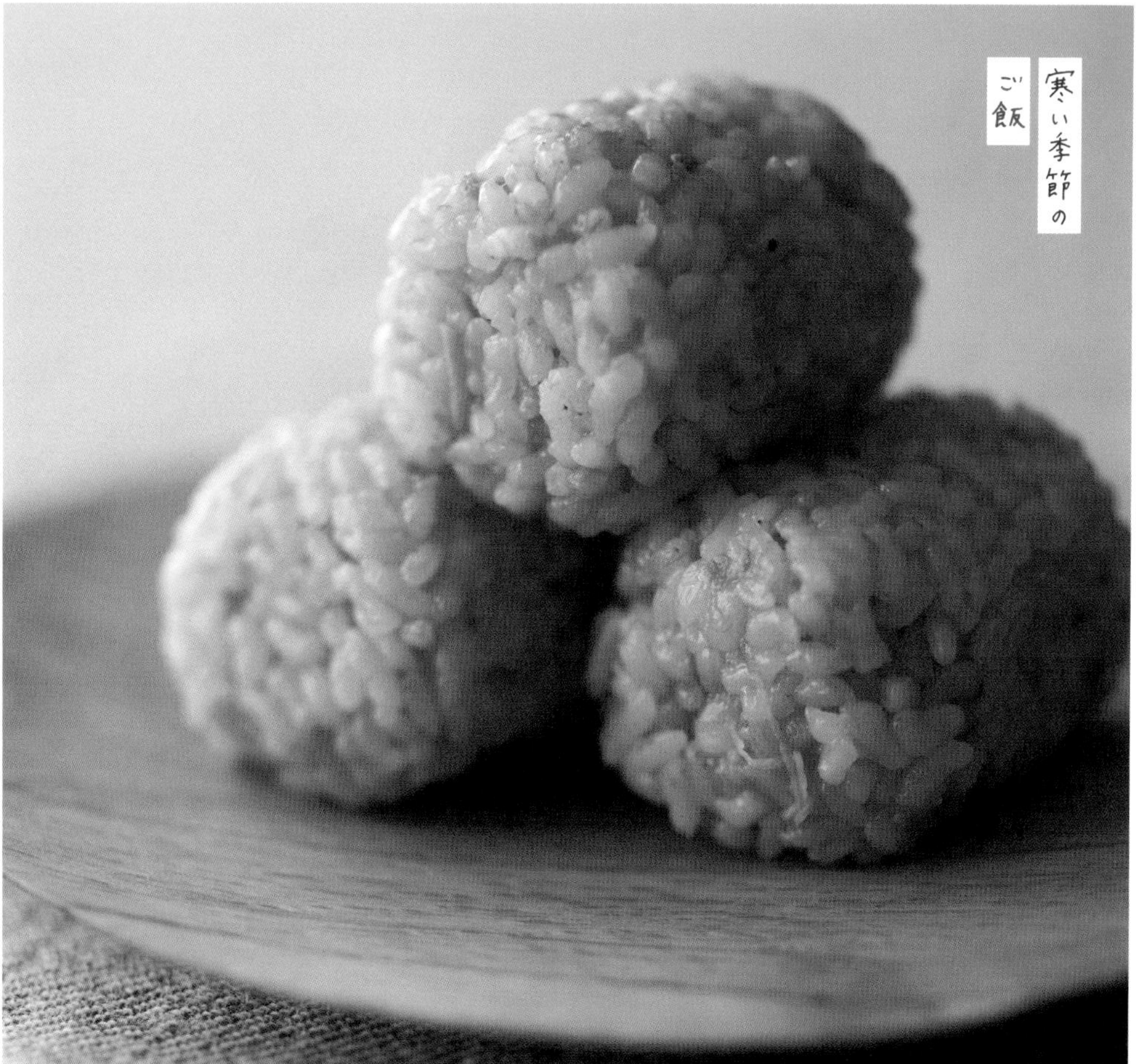

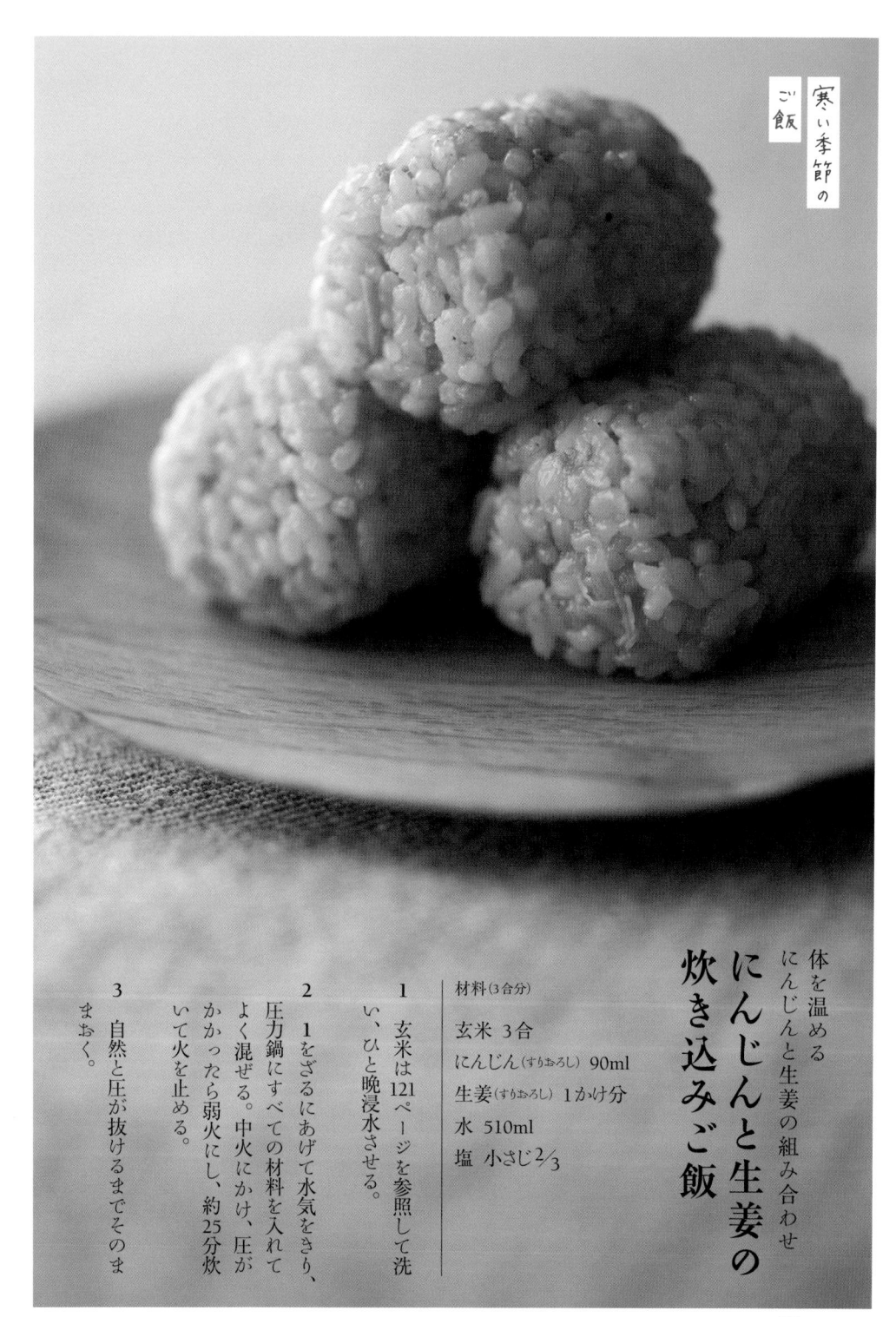

寒い季節のご飯

体を温める

にんじんと生姜の組み合わせ

にんじんと生姜の炊き込みご飯

材料(3合分)

玄米 3合

にんじん(すりおろし) 90ml

生姜(すりおろし) 1かけ分

水 510ml

塩 小さじ2/3

1 玄米は121ページを参照して洗い、ひと晩浸水させる。

2 1をざるにあげて水気をきり、圧力鍋にすべての材料を入れてよく混ぜる。中火にかけ、圧がかかったら弱火にし、約25分炊いて火を止める。

3 自然と圧が抜けるまでそのままおく。

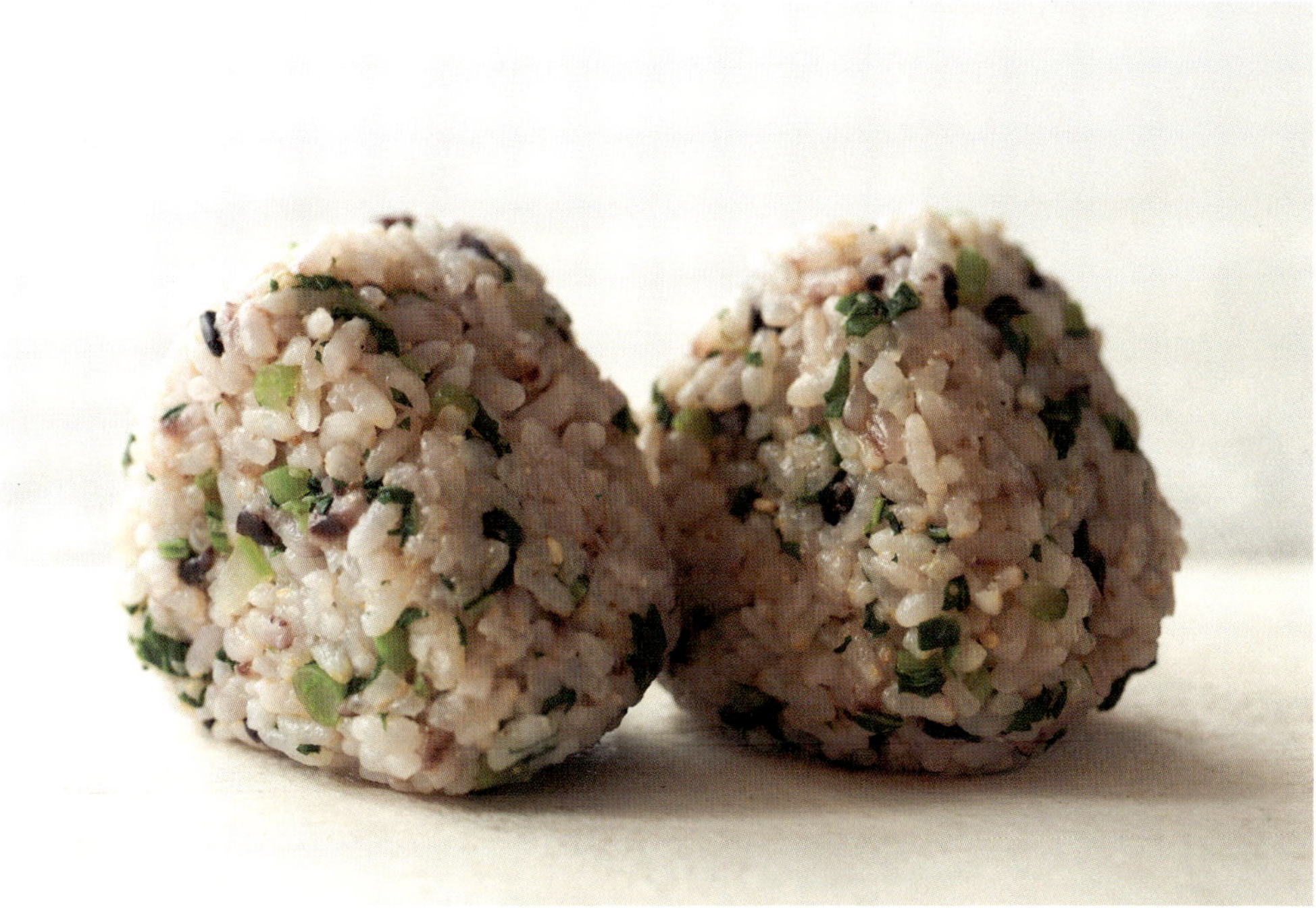

黒米も冬の冷えによる不調を和らげます

大根葉と黒米のご飯

材料（3合分）

胚芽米 3合
大根の葉 1本分
黒米 大さじ1
昆布だし 600ml
塩 小さじ1/2
白ごま 大さじ1

1 胚芽米は121ページを参照して洗い、30分ほど浸水させ、ざるにあげて水気をきって30分おく。大根の葉はゆでて細かく刻む。白ごまは煎ってよくする。

2 土鍋に1の胚芽米、昆布だし、塩、黒米を入れる。蓋をして蓋の穴から蒸気が漏れないように栓をする。

3 強めの中火にかけ、ふつふつと沸いてきたら弱火にして20分炊く。火を止めて15分蒸らし、1の大根の葉、白ごまをさっくり混ぜる。

暖かい季節のご飯

水分の排出を促す食品で、巡りのよい体作りを心がけて。

夏のむくみ予防にはと麦がおすすめ

はと麦の薬味ご飯

材料（3合分）

- 玄米　$2\frac{1}{2}$合
- はと麦　$\frac{1}{2}$合
- 水　600ml
- 塩　小さじ$\frac{1}{2}$
- 新生姜　大1かけ
- 青じそ　10枚
- みょうが　3個
- 梅干し　2〜3個

1　玄米は121ページを参照して洗い、ひと晩浸水させる。新生姜と青じそはせん切りにする。みょうがは縦半分に切って小口切りにする。梅干しは種を除いて細かくたたく。

2　**1**の玄米はざるにあげて水気をきり、はと麦、分量の水、塩とともに圧力鍋に入れる。中火にかけて圧がかかったら弱火にし、約25分炊いて火を止める。

3　自然と圧が抜けるまでそのままおき、残りの**1**の薬味を加えてさっくりと混ぜる。

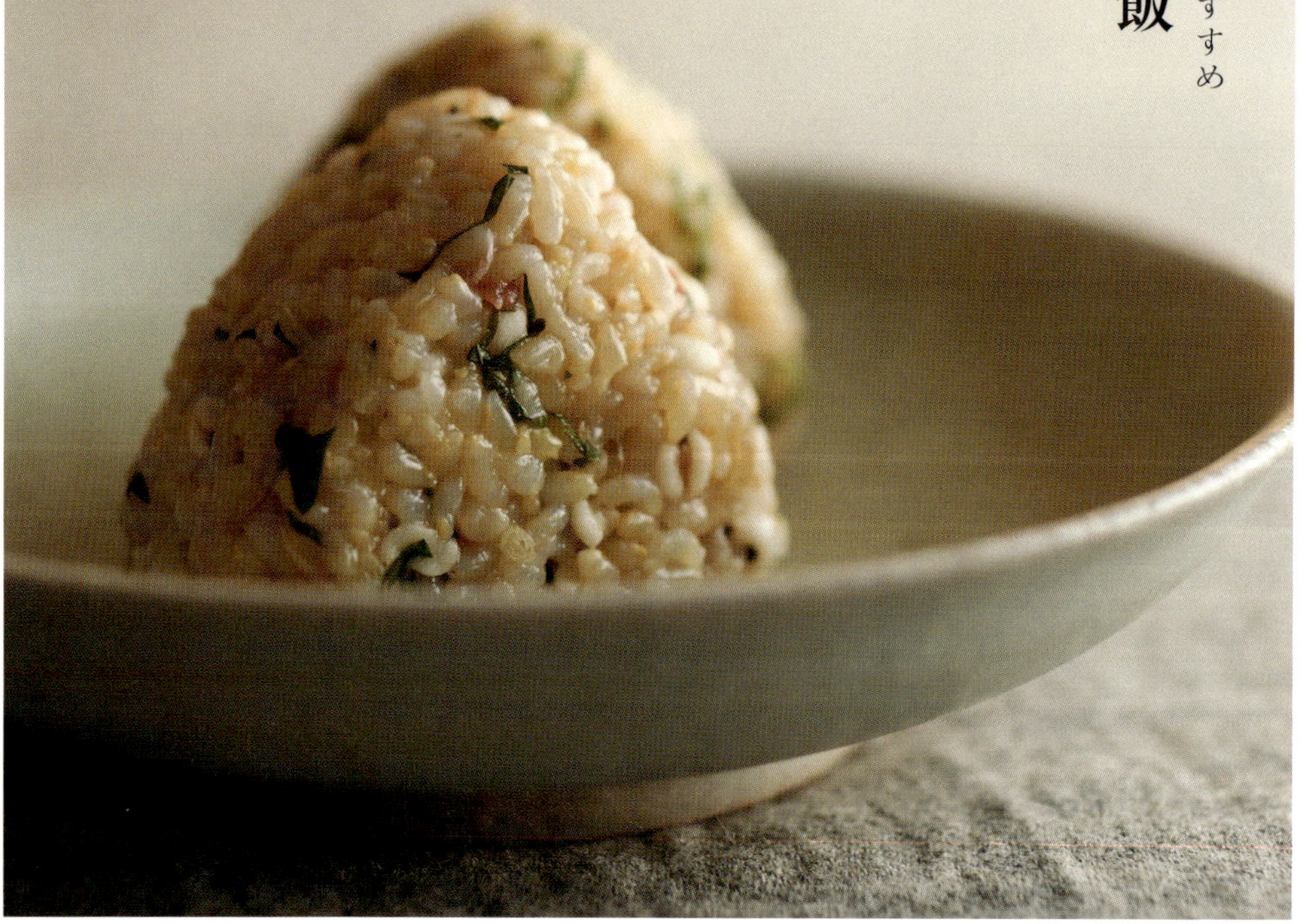

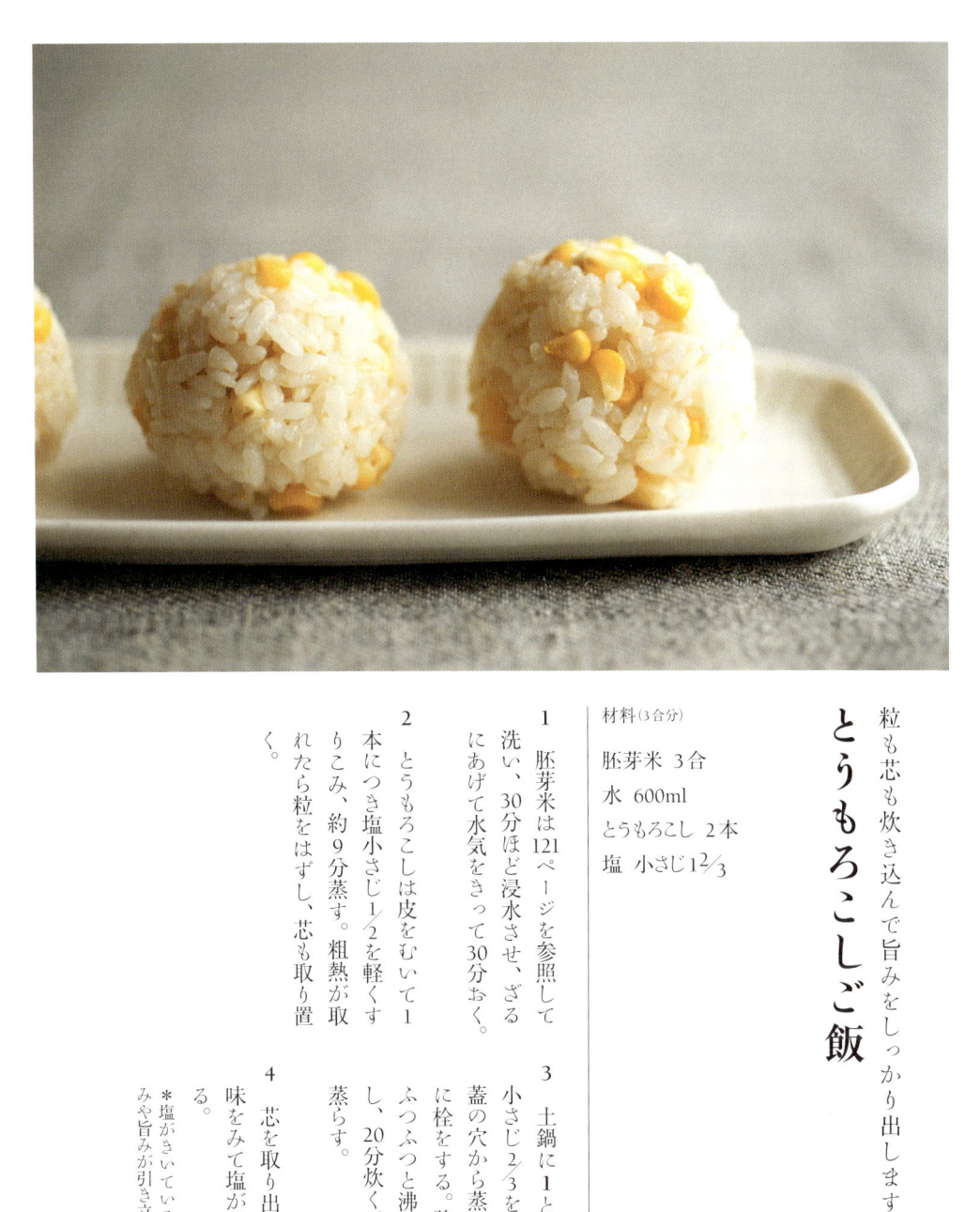

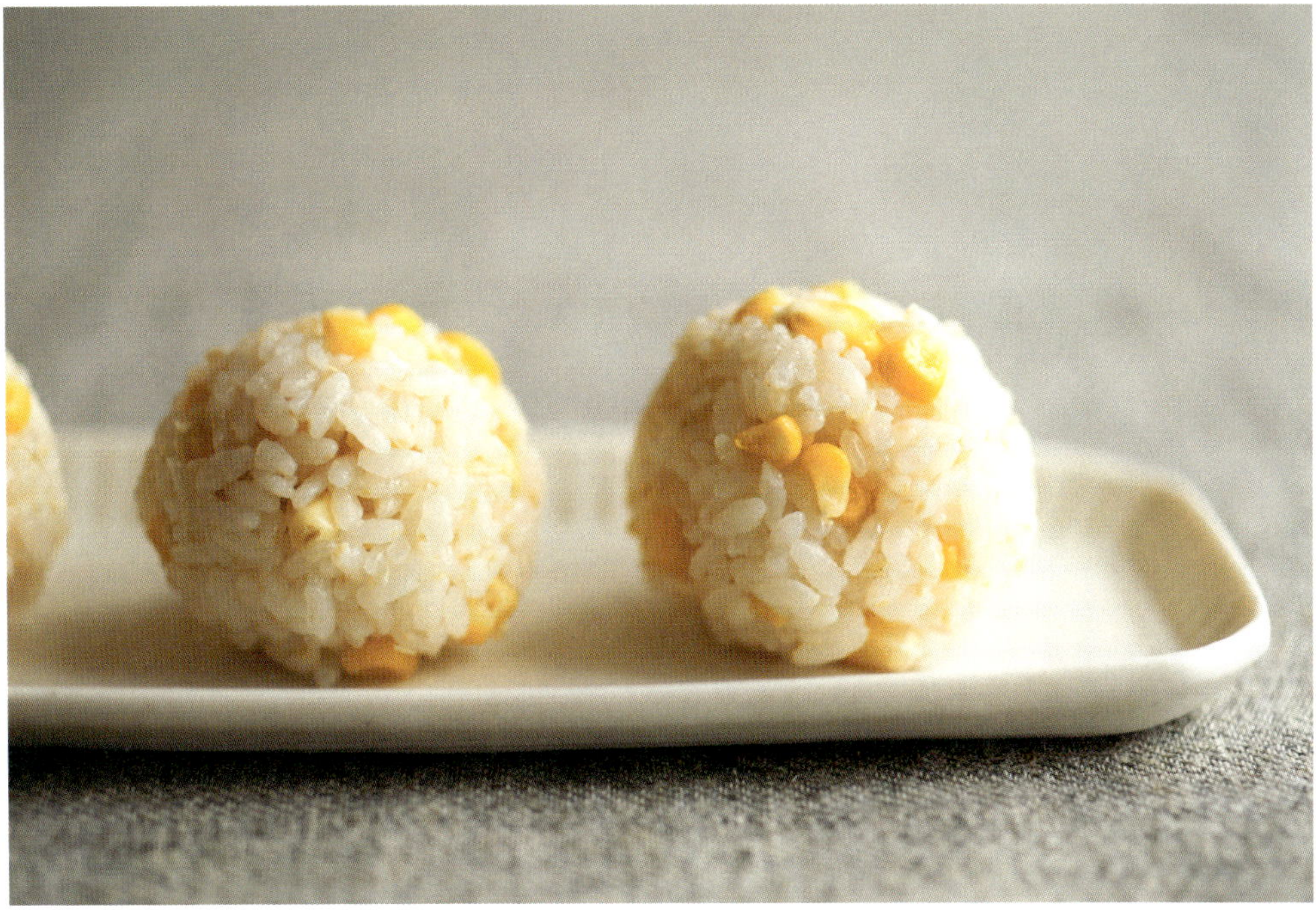

粒も芯も炊き込んで旨みをしっかり出します

とうもろこしご飯

材料（3合分）

胚芽米　3合
水　600ml
とうもろこし　2本
塩　小さじ1 2/3

1　胚芽米は121ページを参照して洗い、30分ほど浸水させ、ざるにあげて水気をきって30分おく。

2　とうもろこしは皮をむいて1本につき塩小さじ1/2を軽くすりこみ、約9分蒸す。粗熱が取れたら粒をはずし、芯も取り置く。

3　土鍋に1と分量の水、2、塩小さじ2/3を入れる。蓋をして蓋の穴から蒸気が漏れないように栓をする。強めの中火にかけ、ふつふつと沸いてきたら弱火にし、20分炊く。火を止めて15分蒸らす。

4　芯を取り出し、全体に混ぜる。味をみて塩が足りなければ加える。

＊塩がきいているととうもろこしの甘みや旨みが引き立つ。

鈴木 愛

1980年生まれ・東京都出身。映画やCMなどの衣装の仕事を経て食の世界へ。都内自然食レストランや、和食店で調理を学ぶ。2010年から安曇野に移住し、ホリスティックリトリート穂高養生園に勤務。自然に根ざした野菜の調理法を学び、季節をベースとした食と体の結びつきを深く意識する。食によって日々を心地よく過ごしてほしいという願いを込めて「冬草」の名で活動をはじめる。不定期で東京・表参道のサロン「omotesando atelier」にて「ととのえる食事会」を開催。要予約。

冬草
https://www.facebook.com/fuyukusa.gohanya/

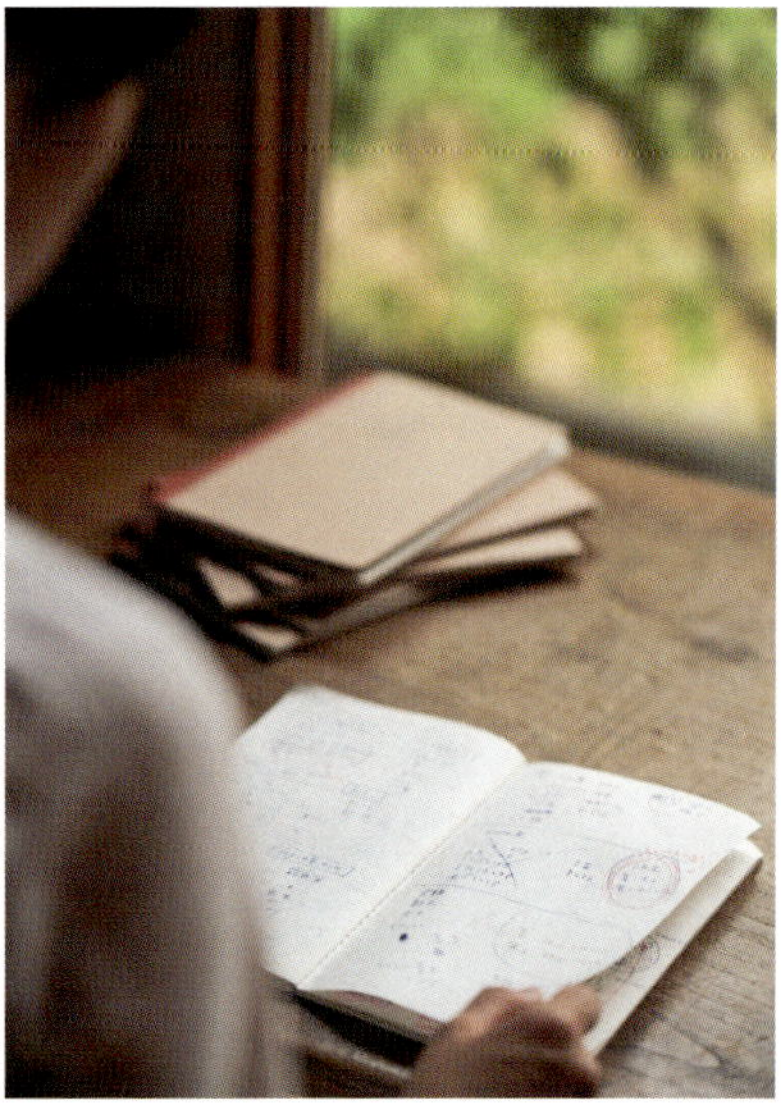

撮影
西山 航（世界文化ホールディングス）

デザイン
芝 晶子（文京図案室）

手書き文字
鈴木 愛

取材・原稿・構成
井伊左千穂

校正
株式会社円水社

編集部
能勢亜希子

器協力
UTUWA
TEL 03-6447-0070

撮影協力
ホリスティックリトリート穂高養生園
http://www.yojoen.com/
omotesando atelier
https://omotesando-atelier.com/

本の内容に関するお問い合わせは、
以下の問い合わせフォームにお寄せください。
https://x.gd/ydsUz

なんとなく不調をととのえるスープ

2019年11月20日 初版第1刷発行
2024年10月15日 第10刷発行

著者
鈴木 愛

発行者
岸 達朗

発行
株式会社世界文化社
〒102-8187
東京都千代田区九段北4-2-29
TEL 03-3262-5118（編集部）
TEL 03-3262-5115（販売部）

印刷・製本
TOPPANクロレ株式会社

DTP製作
株式会社明昌堂

ISBN 978-4-418-19330-1